Die Chirurgie

des

Wilhelm von Congeinna

(Congenis).

Fragment eines Collegienheftes
nach einer Handschrift der Erfurter Amploniana
herausgegeben

von

Dr. Pagel,
Arzt in Berlin.

Berlin.
Druck und Verlag von Georg Reimer.
1891.

Herrn Geheimen Medicinalrath

Professor Dr. Virchow

als Festschrift zu seinem 70. Geburtstage

am 13. October 1891

in Verehrung und Dankbarkeit

gewidmet

vom

Verfasser.

„Der ächte Künstler sieht ein, dass er nur dann seine Kunst mit neuen Regeln bereichern kann, wenn er weiss, was die Vorwelt wusste und wie sie handelte.“

(K. Sprengel, Geschichte der wichtigsten chirurg. Operationen I, Vorrede.)

Von dem Privatdocenten der Geschichte an der Universität Berlin Herrn Dr. S. Loewenfeld ging mir unter dem 28. April 1890 auf Veranlassung Steinschneider's eine Zuschrift zu mit dem Ersuchen um Auskunft über folgende Fragen — ich theile den Inhalt absichtlich hier mit, weil vielleicht einer der Leser glücklicher in der Beantwortung dieser unaufgeklärten Materie ist als ich —: Ein französischer König Louis hat eine Gattin, die unfruchtbar ist. Ein jüdischer Arzt Giles דרוגי (Derugi oder de Rogi) giebt ihr eine Medicin und sie bekommt Kinder. Ist ein Arzt dieses oder ähnlichen Namens bekannt und welcher Louis könnte dies sein? etc. — Dieser Briefwechsel führte zu einer persönlichen Zusammenkunft mit Steinschneider, und bei dieser Gelegenheit machte mich der grosse Gelehrte, der damals gerade u. A. mit der Herausgabe eines umfassenden Werks „Die hebräischen Uebersetzungen des Mittelalters", worin auch die med. Litteratur die gebührende Berücksichtigung finden sollte, beschäftigt war, auf einen hebräischen Codex der Pariser Nationalbibliothek aufmerksam, dessen Titel nach dem betreffenden „Catalogue des manuscrits hébreux et samaritains de la bibliothèque impériale" (Paris 1866, Seite 214

No. 1165[3]) folgendermassen lautet: „(Fol. 43 v°.) Traité de chirurgie, par Guillaume de . . . (דקונגיינש); traduit du latin en hébreu par R. Isaïe, qui probablement est aussi l'auteur de la version de l'ouvrage de Roger de Parme". Die 3 Punkte hinter dem Worte „de" bedeuten offenbar, dass der Katalogisator nicht recht gewusst hat, was er mit dem hebräischen Namen anfangen sollte, und dies geht auch aus dem Umstande hervor, dass er im Register p. 252 diese Handschrift schlankweg unter „Guillaume de Salliceto" rubricirt hat, während, wie Steinschneider mir sofort bewies, sicher kein anderer Autor gemeint sein könne, als der, unter dessen Namen sich auch in der Erfurter Amploniana folgender Codex befindet (citirt nach dem bekannten Katalog von Schum p. 175): F. 267[6] Blatt 151—162 „Wilhelmi de Congenis modus et consuetudo operandi a quodam discipulo ejus descripti". — Es war nun zunächst die Frage: Wer ist dieser Wilhelm von Congenis? Hierauf gab mir Haeser's Lehrbuch eine vorläufige, dürftige Antwort. Dort heisst es (3. Aufl. Th. I p. 772) am Schlusse des Kapitels über Jehan Yperman: „Andere Namen finden sich bei Y. zum ersten Mal: „. . . Meister Wilhelm von Congeinna (auch von Congenie S. 61) u. s. w." Es kam nun darauf an, eventuell durch Studium des bekanntlich von M. C. Broeckx, dem verdienstvollen Belgischen Historiker der Med., zuerst in den Annales de l'académie d'archéologie de Belgique. T. XX. Anvers 1863 p. 128—332 edirten Originalwerks des Yperman näheren Aufschluss über unsern Wilhelm von Congenie oder Congeinna zu gewinnen. In der That fand ich hier diesen Autor dreimal im Ganzen citirt und zwar:

1) auf Seite 178 in dem Kapitel „Hoe man proven sal off dat hersenbecken von een is of niet", wo es Zeile

5 v. u., nachdem über die von Lanfranc angegebenen Zeichen zur Diagnose eines Schädelbruches berichtet ist, also heisst: „Ende als ghi niet en conte crigen labdanum, soe nemt was alleen maer ten es niet soe goet dair toe. Dit wyst ons meester Willem van Congeinna alle dese voerseide. Alle dese proven van deze voerseide capitelen syn ditwyl valschs gevonden dair die plaister allene en den draet gewast tusschen de tanden die syn waer.“ — Ferner

2) Seite 184 (l. c.) in dem Kapitel „Van den hersenbecken ghewont met finden wapinen: soe dat been sceelt“ Z. 6 v. o. heisst es: „Dits eene goede salve dese ordinerde mester Willem van Congenie die welke wide vermaert was: ♃ Olibanum, masticis āā ℥ 5. dit pulveriseert wel cleene ende minget met ij ℥ gansen smout ende met hinnen smoutte ende wil di dat dese salve gheluwe si doet ter soe een lettel saffrans ende wilde datse si roet soe doet er toe een lettel draken bloet, dus mingt dise verwen hoe ghi wilt maer ne salvet dese wonden nieuwerincs dan met deser salve ende legghet ghebreet op een plaister.

Dits een ander maniere van salven: ♃ cxūngtu*) porcine novelle syne sale ℥ ij, der in siet groen eppe een deel ende dan doet er toe wit arst i pont was een vierendeel ponts, dit smelt over een ende dan siet dore een linen cleet ende dan roerent tote dat cout es, dat dat was niet boven en blive. Dit was myne gemine salve ende ic genasser mede alle wonden ende dit was bi hulpen der natueren ende dit heete de leeke meesters popelion salve

---

*) So steht wörtlich da. Offenbar handelt es sich um das Wort axungia.

ende latter hute die eppe soe salsi ghelu sin ende de leeke meesters heetense Dianth' maer ic heete dese salve der bartemakers salve". — Endlich

3) im Kapitel „Van rudicheit en scorreftheit ane die mensche" auf Seite 268 Zeile 12 v. o. ff.: „Eeen ander goede pulse salve: Die ons leert mester Willam van Congenie ♃ Oleum laurini ℥ iiij exungia porcina antiqua ℥ ij argentum vivum ℥ j mortificatum salive, salis gem. iiij, succi fumiterre, succi plantaginis āā ℥ iij. Dit siedt opt vier over een tote dat die soppe versoden syn altoes roerende dat niet ne berne dan doet van der viere ende alst bina cout es dan minghet daer in jouwen argentum vivum, fiat unguentum ponatur in pixide.

Avicenna seit: succus apii sylvestris daer met bestreken dat helpt de droghe ruden ende joecten. Item etc."

Dass dieser Congeinna also kein ganz unbedeutender Chirurg gewesen, vielmehr als Lehrer und Operateur sich bei den Zeitgenossen eines gewissen Ansehens erfreut haben muss, glaubte ich aus den erwähnten Citaten sowie aus dem Vorhandensein sogar einer handschriftlichen hebräischen Uebersetzung annehmen zu dürfen, und da ich aus meiner Beschäftigung mit Mondeville ein Interesse für die mittelalterlichen Chirurgen gewonnen hatte, und der Erfurter Codex ohne grosse Mühe und Kosten der hiesigen Handschriften-Abtheilung der Königlichen Bibliothek übermittelt werden konnte, so liess ich mir denselben kommen und verfertigte mir davon eine Copie. Leider musste ich mich im Verlaufe der Arbeit überzeugen, erstens, dass für die Lebensgeschichte unseres Autors kein weiterer Aufschluss zu gewinnen war und zweitens, dass der im Uebrigen mit den bekannten gothischen Lettern des 14. Jahrhunderts deutlich geschriebene und leicht leserliche Text im höchsten Grade lücken- und fehlerhaft niedergeschrieben ist. Der oder vielmehr die Abschreiber sind so gedankenlos und mechanisch zu Werke gegangen, dass sie beispielsweise mitten in einem Kapitel des 4. Buches unter Auslassung des Inhaltsverzeichnisses und verschiedener Kapitel ohne Weiteres in das 5. Buch gerathen sind, und wenn ich mich auch bemüht habe, die eigentlichen Schreibfehler und kleinere Versehen durch — ich hoffe — gelungene Conjecturen zu beseitigen, so bleiben doch noch an der genannten und an anderen Stellen einige, wie es scheint, nicht unbeträchtliche Lücken, so dass ich beim besten Willen das im Folgenden Gegebene, obwohl es in sich ein abgerundetes Ganze bildet, nicht anders als als Fragment habe bezeichnen können. — Ob der nach Steinschneider's Mittheilung (cfr. sein Werk „Die hebräischen Uebersetzungen des Mittelalters" auf S. 801 in § 498 — der hochverehrte Herr Verfasser war so liebenswürdig, mir schon am 30. Juni 1890 das betreffende Blatt eines Correcturabzuges zugehen zu lassen —) noch in der Bodlejana zu Oxford (unter No. 558, früher im Catal. Mss. Angl. Oxon. 1697 fol. I 119 n. 2313) vorhandene, mit dem Erfurter identische Codex vollständiger und correcter ist als dieser, muss vorläufig dahin gestellt bleiben. Mein Wunsch, auch den Oxforder Text studiren zu dürfen, war unerfüllbar, da wie mir Herr Geheimrath Wilmans, an den ich mich dieserhalb gewandt hatte, mittheilte, die dortigen Handschriften allenfalls nur ganz ausnahmsweise an auswärtige Gelehrte von Weltruf versandt würden, sonst aber nur an Ort und Stelle dem Studium zugänglich seien. Nach Mittheilungen, die Steinschneider von dem Bibliothekar Mr. Macray, Verfasser des Katalogs der mss. Digby 1883, erhalten hat, befindet sich in der letzterwähnten

Handschrift folgende Randnote: „Mag. W. burgensis fuit Montis Pessulani, uxoratus, praetera litteratus habundans mobilibus et immobilibus.“ Es ist zweifelhaft, ob sich diese Angaben auf Congenis beziehen. Da Yperman zu Anfang des 14. Jahrhunderts etwa gelebt hat, so ist auch die Lebenszeit unseres Autors entweder in diese Epoche oder vielleicht schon in eine frühere, in das Ende des 13. Jahrhunderts zu setzen. Einen kleinen Anhalt gewährt in dieser Beziehung noch der Inhalt der Handschrift selbst insofern, als sich bei weiterem genauerem Studium und Vergleich mit den anderen aus dem frühen Mittelalter uns überkommenen chirurgischen Schriften ganz unzweifelhaft ergeben hat, dass der vorliegende Text nichts weiter ist als eine Compilation aus Roger's Chirurgie*), wie sie sich in der „Collectio Salernitana etc.“ (II p. 426—493) abgedruckt findet. Nicht bloss Plan und Eintheilung sind bei beiden Schriften wesentlich dieselben, sondern es findet sich auch an vielen Stellen, aber nicht an allen, eine fast wörtliche Uebereinstimmung; in einzelnen Kapiteln ist der Text des Congeinna'schen Collegienheftes nur unwesentlich redactionell geändert. Aber auch sehr erhebliche Differenzen sind vorhanden. Ob und inwieweit beide Autoren vielleicht eine mir bisher entgangene gemeinschaftliche dritte Quelle benutzt haben — beim Vergleich beider Texte drängt sich stellenweise förmlich der Gedanke auf, dass es sich um zwei verschiedene Uebersetzungen einer und derselben möglicherweise ursprünglich arabischen Schrift handelt, — oder ob vielleicht ein Plagiat eines Schülers vorliegt, das einfach dem Lehrer untergeschoben

*) Einzelne Kapitel scheinen auch aus der Practica Rogerii compilirt zu sein, wie sie in der Collect. Venet. von 1519 f. 211—234 abgedruckt ist.

wurde, darüber vermag ich nichts anzugeben. Da nun Roger's Chirurgie zuerst etwa in der Mitte des 13. Jahrhunderts (in der Bearbeitung von Rolando) niedergeschrieben ist, so folgt daraus, dass, wenn meine Vermuthung bezüglich der Benutzung der Roger'schen Schrift durch Congeinna richtig ist, dieser ungefähr in der Zeit zwischen Mitte des 13. Jahrhunderts bis Anfang des folgenden gelebt haben kann. Aus der Einleitung ist ferner zu entnehmen, dass zur Zeit der Niederschrift des Collegienheftes (durch einen anonymen Schüler) Congenis vermuthlich bereits verstorben war. — Bezüglich des Inhalts will ich noch bemerken, dass es sich eigentlich nur um eine fast nackte specielle chirurgische Therapie a capite ad calcem handelt, ohne jeden „gelehrten Kram", ohne Citirung von Autoren etc. (ganz wie bei Roger), mit nur vereinzelten ätiologischen und diagnostischen Bemerkungen, was sich auch schon äusserlich dadurch zeigt, dass vom 9. Kapitel des 1. Buches ab vor jeder Kapitelüberschrift das übliche Zeichen ℞ zu finden ist. Nichtsdestoweniger wird, das hoffe ich, diese Arbeit einen nicht ganz unwichtigen Beitrag zur Kenntniss der Geschichte der Chirurgie im Mittelalter abgeben, umsomehr, da manche Abschnitte, namentlich die vom 3. Buch ab, zweifellos auch nach Inhalt und Form originelles Gepräge an sich tragen. — Uebrigens mögen die Kürze, das Präcise und Rationelle in der Therapie in einer Form, wie sie auch heute noch imponiren kann, nicht wenig zur Beliebtheit des Meisters Congeinna bei den Zeitgenossen beigetragen haben. — Um Raum zu ersparen, habe ich von einer besonderen wörtlichen Anführung der bezüglichen Parallelstellen aus Roger abgesehen, aber da, wo es nöthig erschien, in der Ueberschrift wenigstens die Angabe der Seitenzahl aus dem betreffenden Bande der Collect.

Salern. zur Erleichterung der Orientirung für den Leser, der einen Vergleich anzustellen wünscht, hinzugefügt. Wenn der Leser auf mangelhafte und sichtlich incorrecte Stellen stösst, so bitte ich die Schuld dafür nicht mir aufzubürden, sondern zu bedenken, dass es eine höchst missliche und schwierige Aufgabe ist, auf Grund nur einer Handschrift ohne die Möglichkeit mehrere zum Vergleich heranzuziehen, einen correcten Text bieten zu sollen. Ich kann versichern, dass ich in dieser Beziehung dasjenige, was irgend zu leisten möglich war, zu leisten versucht habe, und ich glaube es in Folge meiner Belesenheit gerade in den chirurgischen Schriften des Mittelalters, die mehr oder weniger alle in Stil und Schreibweise sich ähneln*), dreist aussprechen zu dürfen, dass ich nicht zu sehr hinter berechtigten Anforderungen zurückgeblieben bin.

*) Der Ausspruch des Guy „sequuntur se sicut grues" hat auch in formeller Beziehung, nicht bloss in inhaltlicher, Gültigkeit.

In hoc opus (!) de domino meo*) cui benedicat Deus conscribam scriptum cyrurgiae beneficio indigentibus necessarium, in quo illius gloriosissimi viri domini et magistri Wilhelmi de Congenis modum et consuetudinem operandi sicut ab ipso audiendo et videndo didici prout fidelius possum explicare proposui nec ab ratione tale et tam utile negotium tanti temporis spatio distuli, hactenus enim expectavi, ut quis sociorum nostrorum divinae retributionis intuitu vel saltem humani favoris respectu hunc sibi laborem assumeret; verum quia hoc hactenus non attemptatum audio, hunc doctorem nostrum humanae carnis solvisse debitum intelligo, hunc mihi propter Deum laborem libenter assumo. — Hoc igitur opusculum in quinque distinctum particulas hoc ordine prosequi propono: primam particulam a vertice capitis incipiam et in ea prosequar curas capitis quantum ad officium spectat cyrurgicum; in secunda prosequar curas colli, cervicis et gutturis; in tertia a collo inferius usque ad diafragma descendam et a vulneribus quae fiunt in heroplatis tertiam incipiam particulam; in 151[a]

*) Die Oxforder Handschrift, deren Anfang Steinschneider mitzutheilen in der Lage ist, liest correcter: in hoc opusculo domino meo O. duci, cui etc.

quarta tractabo de vulneribus et curis vulnerum membrorum nutritivorum quae sub diafragmate sunt et usque ad caput de scia istam extendam particulam; quintam particulam a scia et passione sciatica incipiam et in ea pertractabo curas membrorum, quae sunt a scia inferius usque ad pedes et in digitis pedum. Hinc concludam tractatum.

De vulnere capitis et sutura ejusdem. — De vulnere capitis sine sutura., — De tumore in capite sine vulnere. De vulnere cum fractura cranei magna. — De fractura magna, constricto vulnere, et manifesta. — De scissura cranei. — De inaequalitate partium fracturae. — De scissura superioris tabulae cranei. — Si multum cutis capitis et cranei simul incidatur. — De vulneribus cerebri et panniculorum ejus. — De signis lesionis alicujus panniculorum cerebri. — De plicatura cranei sine fractura. — De tinea. — De pediculis. — De lupia vel scrophulis. — De mania et melancholia capitis. — De ephilensya (epilepsia). — De vulnere teli in summitate. — De dolore occipitii. — De vulnere in facie per ensem. — De vulnere in facie per telum. — De vulnere per sagittam barbulatam. — De relaxatione palpebrarum. — De pilis innaturalibus quae sunt sub palpebris et aliis pilis. — De fluxu lacrimarum. — De pruritu oculorum. — De macula. — De panno et tela. — De rubore oculorum. — De arsura et pressura. — De visu clarificando. — De siccitate oculorum. — De cataracta in porta visus. — De ungula in oculo. — De livore et tumore in palpebris. — De inversatione palpebrarum. — De fistula inter oculum et nasum. — De dolore aurium. — De verme in aure. — De quolibet ab aure extrahendo. — De aqua exsiccanda in aure. — De polypo. — De cancro in naribus vel palato labiorum. —

De asperitate linguae. — De limositate circa dentes. — De fissura labiorum. — De dislocatione mandibularum. — De ruptura mandibulae. — De vulnere et fractura, scil. in mandibula. — De fistula in mandibula. — De passione dentium. — De variolis in facie. — De impetigine et serpigine. — De morphea rubra. — De morphea alba. — De morphea nigra. — De gutta rosacea. —

De vulnere capitis.

Fit quandoque vulnus in capite sine fractura cranei ense, clava vel lapide ita tamen quod non timetur de fractura cranei. Si ense et volnus oblongum fuerit vel aliquantulum circumferenciale, fiat sutura ab una extremitate usque ad aliam secundum quod medico videbitur et statim superponatur pulvis rubeus, qui infra dicetur, vel pulvis thuris et masticis vel etiam solius thuris secundum quod pro loco et tempore necessaria haberi possunt; in ea autem extremitate, quae magis dependet, modica tenta imponatur. Tertia autem die vel quando labia vulneris pendent leviter, extrahantur fila et iterum superponatur rubeus pulvis. Si vero necesse fuerit saniem generare in vulnere superponatur embroca talis: semen lini et fenugraeci decoquatur in oleo usque ad consumptionem olei, et hoc loco superponatur alia embroca: malva et lusinel decoquatur in aqua et potest aqua expressa (esse) axungia non salsa, et haec embroca calida superponatur loco. Si autem pro voluntate magistri omnia haberi potermt, ne nimis simplicibus videatur operari, fiat embroca talis: ℞ malvae et alterius malvae, paritariae, solatri, folia fenugraeci, omnes hae herbae cum axungia bene incorporentur et praeterea cum vino rubeo vel aqua secundum diversitatem temporis anni ad lentum ignem decoquantur agitando semper cum spatula donec inspissetur, et hac embroca utatur medicus. Cum vero volnus sufficienter mundificatum fuerit et consolidari inceperit, subtrahatur tenta.

De vulnere cranei capitis sine sutura.
(s. Coll. Salern. II p. 432.)

Si vulnus in capite factum fuerit clava, lapide et aliquo simili, quod nec consui possit nec debeat, sine fractura tamen cranei, statim de panno lineo vetustate rarefacto in albumine ovi infuso et aliquantulum expresso totum volnus diligenter undique repleatur et superponatur plumaceolus stuppae; ad generationem autem saniei apponatur aliqua praedictarum embrocarum; postquam autem saniem fecerit, pannus siccus vulneri imponatur quousque desiccetur, cumque desiccatum fuerit, rasura panni linei imponatur et secundum quod caro excreverit paulatim jam dicta crapis*) subtrahatur. A die autem generationis saniei quousque vulnus desiccatum fuerit, convenienter superponatur unguentum fuscum cyrurgiae vel etiam usuale.

De tumore in capite sine vulnere.

Ex ictu clavae vel lapidis quandoque fit tumor in capite sine volnere et absque suspicione fracturae cranei, et tunc statim superponatur mica panis cum sale; sal autem ipsi micae malaxando incorporari debet. Si autem sic
151[B] tumor depelli non possit, apponatur aliqua praedictarum embrocarum, ut materia tumoris convertatur in saniem. Si autem modicus tumor fuerit in principio, apponatur statim ferrum vel lapis vel aliqua res actu frigida ad repercutiendam materiam tumoris.

---

*) bei Roger = carpia.

De vulnere cum fractura cranei magna et manifesta (s. Coll. Sal. II p. 429).

Contingit quandoque cum vulnere capitis fieri fracturam cranei, et fractura quandoque est magna et manifesta, et vulnus super ipsam amplum et largum. Item statim nisi immoderatus timeatur fluxus sanguinis, os vel aliud si quid fuerit ibi quod extrahi debeat, extrahatur et post subtilissimus pannus lineus inter craneum et duram matrem cum tasta aliquantulum inclinata sollicite et caute immittatur ita quod extremitas panni undique craneo substernatur et durae matri superponatur. Ipsa autem fractura cranei plumaceolo sericino tota repleatur et super ipsam alius plumaceolus de stuppa major et latior collocetur qui conservet inferiorem, ne motu cerebri expellatur. Hoc autem vulnus semel in hieme, bis in aestate sic debet procurari et singulis vicibus tam plumaceoli quam panni debent innovari. Ad jacendum vero et quiescendum patiens super dolentem partem collocetur. Cum hac autem cura usque ad perfectam cranei reparationem est insistendum. Si vero ante cranei reparationem super duram matrem aliqua caro superflua excreverit, stuppa cannabina incisa perminuta corrodatur, similiter si post reparationem cranei caro superflua in ipsum reparamentum excreverit, spongia marina corrodatur vel alio levi corrosivo; vulnus autem extrinsecus cum solo panno et carpia, quandoque cum appositione pulveris rubei usque ad finem perfecte curabitur.

De fractura magna stricto vulnere (s. Coll. Sal. II p. 430).

Quandoque fractura cranei magna est, vulnus autem super ipsam strictum, scilicet quod de quantitate fracturae dubitetur; tunc digitus imponatur vulneri et hinc inde leviter circueat, quousque de quantitate fracturae bene et optime certificetur, cumque de quantitate fracturae constiterit, ipsum volnus quod est in carne super fracturam cum rasorio spatumine in modum crucis incidatur et caro cum sua cute rugine a craneo separetur et hi quarterii ad tergum replicentur, et tunc statim os vel si aliud aliquid videbitur extrahendum, nisi virtus patientis vel timor sanguinis fluxus impediat, extrahatur; post remotionem vero pannus, sicut supradictum est, intra craneum et ipsam duram matrem cum tasta caute immittatur et in aliis sicut dictum est tam intra craneum quam extra ipsum sollicite procedatur, quarterii autem carnis super plumaceolos, qui sunt in fractura cranei et etiam super ipsam reducantur et ultimo cooperiantur magno plumaceolo, qui eos teneat ne evagentur et tunc vulnus pro varietate partis laesae discrete ligetur et sic a mane usque sero vel e converso vulnus ligatum relinquatur. Cum autem ad ipsum vulnus procurandum magister redierit, si quarterios tumidos et ingrossatos invenerit, bonum signum est; si contrarium, malum est. Hac autem cura est insistendum quousque craneum reparatum plene cognoscatur et tunc praedicti quarterii ad primum locum redire compellantur et vulnus sicut dictum est, carpia et pulvere rubeo consolidetur.

De scissura cranei (cfr. l. c. II p. 431).

In modum rimulae craneum scindi contingit ita scilicet, ubi neutra partium alia elevatior vel depressior videatur et utrum etiam talis scissura utramque tabulam perforet non cognoscatur: Ubi ergo medicus certificari possit, ponat flocem lanae vel pennam levem super scissuram et infirmus sibi teneat os et nares clausas et exsufflet viriliter, et si per rimulam aliquod exalaverit, quod pennam vel flocem moverit, certum est fissuram utramque tabulam cranei perforasse, quo in casu sic procedendum est: si vulnus est strictum, elargetur et nisi aliquod rationabiliter obstiterit juxta rimulam, qua medico videbitur, ex una parte craneum summa cautela terebello perforetur et fiant foramina, quot secundum quantitatem scissurae videntur necessaria ad hoc, post quod cum spatumine vel serra ab uno foramine ad aliud craneum incidatur, ita scilicet ut usque ad extremitates rimulae procedat talis incisio, et per cissuram talem et taliter elargatam si quid supra cerebrum derivatum fuerit bombace vel panno lineo subtilissimo vetustate rarefacto abstergatur, postea autem in cura jam dicta fracturae et volneris super fracturam sicut bene dictum est, sollicite procedatur.

De inaequalitate partium fracturae cranei.

Si craneum sit fractum ita scilicet ubi sit ex altera parte depressum vel forte elevatum, ut frustum non facile segregari valeat ex ea parte qua magis tenet se medicus perforare incipiat et quotquot ei visum fuerit foramina faciat, ubi post cum spatumine et cum aliis, ut dictum est jam curam adhibeat.

De scissura superioris tabulae.

Si scissura cranei ad inferiorem tabulam non pertingat id ipsum quod est cissum (est) scarpello curvo de craneo deponatur usque in profundum cissurae et quousque id quod est amputatum reperiatur volnus apertum teneatur et post, sicut dictum est supra, procedatur.

℞ Si multum capitis cutis et cranei simul incidatur (l. c. II p. 434).

Si volnus factum fuerit in capite ita quod cutis incisa fuerit cum craneo nisi omni modo facta sit separatio cutis a capite, pars parti diligenter conjungatur et consuatur volnus acu quadrata et filo sericino sub mensura unciae pollicis et quilibet punctus optime nectatur et tot ibi fiant puncta quot fuerint necessaria. Tunc tandem, si prius factum non fuerit, cutis in modum crucis incidatur per medium et os cranei a carne rugine separetur et projiciatur et per incisionem quarteriorum quae facta est, fractura cranei procuretur sicut supradictum est. Interim sutura non fit nec ligatur, sed super eam ponatur pulvis rubeus qui sic fit: consolidae majoris unc. 1, boli, colofoniae āā dr. 3, masticis, olibani āā dr. $^1/_2$, sanguinis draconis, mummiae āā dr. 2, quae omnia terantur, cribrentur et usui reserventur. Hic pulvis valet ad sanguinem stringendum undecunque fluat et ad consolidationem ossis et carnis post suturam. Si tota autem haec receptio haberi non possit, idem plus et melius facit pulvis de thure et mastice, sanguine draconis. Hic ergo vel praedictus pulvis usque ad 6 dies bis in die superponatur suturae donec consolidari incipiat et tunc primum fila dissolvantur et extrahantur et cum dicto pulvere et carpia et aliis quae diximus usque ad perfectam curationem procedatur.

℞ De vulneribus cerebri et panniculorum ejus (l. c. II p. 435 cap. 11).

Si vero modicum cranei cum modico cutis fuerit separatum, illud tantillum ossis a cute removetur et ut supradictum est circa fracturam procedatur; non autem oportet, quod cutis per medium incidatur vel etiam consuatur, sed sicut singulis vicibus, cum locus fracturae procuratur, haec particula cutis super plumaceolos extendatur et locus sicut oportet ligetur. 152A

℞ De signis lesionis panniculorum cerebri.

Si vero volnus usque ad piam matrem et substantiam cerebri processerit, semper mortale est, similiter dico de nucha. Si vero alia via descendat aliquando versus aures vel nares, non est mortale.

℞ De plicatura cranei sine fractura
*(l. c. II p. 428).

Pia mater vix vel nunquam leditur sine lesione cerebri et ideo ejus lesio sicut (lesio cerebri) est mortalis. Signa autem lesionis alicujus panniculorum cerebri haec sunt: cum dura mater leditur, sic cognoscitur: patienti adest vehemens dolor in capite, rubor ex ebullitione sanguinis in facie, oculorum ardor et inflammatio. Cum autem pia mater leditur cognoscitur ex defectu virtutum appetitivae, regitivae, digestivae, expulsivae; vox aufertur, pustulae saepe eveniunt in facie, sanguis a naribus et sanies ab auribus solet effluere, venter constipatur, rigor in die ter vel quater invadit, et hi non diu durant: (cfr. l. c. II p. 438 cap. XVII). Ex ictu clavae vel lapidis vel ex casu sine cutis vulnere vel cranei fractura ipsum craneum ad interiora plicari contingit et liberum cerebri motum impedire, quare patiens insomnis, hostilis imaginatio, insultus dormiendo surgitur, arma rapit et hujusmodi, ut vigilati, facit, quando maniaci fiunt et vigilantes insaniunt. Ejus cura est haec: supra locum cutis cum carne in modum crucis cum spatumine incidatur et cum rugine scarnetur, postque craneum undique, qua est plicatura, cum trepano vel terebello perforetur et totum illud removeatur. Cura post eadem est quam supra diximus.

℞ De tinea (l. c. II p. 438).

Tinearum alia curabilis alia incurabilis. Incurabilis sic cognoscitur: cutis est densa et quasi callus in cute, squamas multas emittit, pilos corrodit. De hac cyrurgicus se non intromittat. Aliam, qualisque fuerit, securus assumat. Cura haec est: unge caput tinosi cum sapone vel butyro vel 2 vel 3 dies ad remotionem, vel post in balneo pili capitis removentur, psillotrum sic fiat: modica olla ponatur cum aqua ad ignem et cum calefieri ceperit aqua, pulvis auripigmenti ad pondus dr. 1 vel plus secundum quod psillotrum facere vis, mittatur in aqua et agitetur cum spatula et aqua mutabit colorem, tunc apponatur calx viva bene cribellata et paullatim bulliat donec inspissari incipiat. Signum decoctionis est, si penna gallinae facile deplumetur in eo*), et nota, quod non debet aliquis psillotrum conficere nisi eo statim uti velit nec debet eo fortiter locum ungere, quia sequeretur excoriatio, sed leviter debet supponi, et post modicam horam debet tentari avulsio capillorum, qui si de facili sequantur, deponatur statim psillotrum cum aqua calida et sequuntur omnes capilli, post fiat ei pilliolus: accipe picem, liquefac et in ea resolve pulverem thuris et masticis, misce parum de melle crudo et fiat emplastrum et ponatur super corium forte et tepidum apponatur capiti, quia nimis calidum caput ureret et fieret callus in cute nec plus pili renascerentur. Iste pilus dimittitur per 9 dies vel 11,

*) nämlich psillotro.

postque consuantur fortes corrigiae ad pilliolum, per quas patiens suspendatur ad trabem, et decidet in terram et remanebit pilleus in alto et omnes pili erunt evulsi; post evulsionem vero pilorum innaturalium laborandum est ad regenerationem aliorum: sumatur ergo stercus vaccinum et veteres soleae et comburantur in olla rudi et fiat pulvis qui distemperetur cum melle crudo et quasi fiat unguentum cum quo ungatur caput. Item si caput non est nimis depuratum sed multa sanies inde continue fluat, apponatur stercus columbinum cum sale et modico aceto, malaxativum illud valde desiccativum est.

℞ De pediculis.

Contra pediculos, si patiens multos pediculos habuerit, valet succus staphizariae (staphidos agriae) cum argento vivo; mixtum cum axungia veteri et salsa multum valet.

℞ De lupia et scrophulis (l. c. II p. 439 cap. XX).

In summitate capitis superfluitas nascitur similis scrophulis, lupiae, quarum quaedam est dura, quaedam mollis, quaedam mobilis quaedam immobilis. Mobilis per incisionem curatur: fiat super locum cum spatumine incisio et per illam aptatur quidquid intus est, uncello extrahatur, et si aliquid remanserit corrosivum apponatur; si vero ferrum timeat pro sola corrosiva procedatur, sicut infra in tractatu de scrophulis invenietur.

℞ De mania et melancholia capitis (l. c. II p. 440 cap. XXI).

Quandoque quidam subito alienantur ita quod quasi insaniendo aliena loquuntur: istis super caput ligetur pullus cissus per medium vel catulus; si sic non solvitur, fiat ustura in anteriori parte capitis: ponatur ergo manus patientis super summitatem ejusdem et ubi terminatur longior digitus, ibi ustura fiat.

℞ De epilensia.

Ad insaniam et melancoliam patiens bene teneatur in vinculis et tunc in summitate capitis fiat incisio in modum crucis et craneum perforetur cum trepano, ubi materia exalet, et si aliquid ibi sit quod per illam aperturam expurgari possit, expurgetur; post in curationem cranei et vulneris procedatur sicut supradictum est. Ad epilensiam fiat ustio in fontinella quae est in extremitate occipitii, ubi collum conjungitur capiti.

℞ De vulnere teli in summitate
(l. c. II p. 437 cap. XVI).

Caput in sui summitate raro vulnerari contingit per telum; ejus tamen curam expedire oportet. Cum ergo sagitta profundum cranei intraverit et per aliam partem cranei manifeste exiverit, sic procedatur: si signa mortalia apparuerint, magister nullo modo se intromittat; si autem
152B signa mortalia non apparuerint, cutis ab ea parte, qua sagitta exierit, incidatur et a craneo separetur, et statim si fieri potest in modum E litterae perforetur et foramen competenter elargetur et sic ferrum caute extrahatur, per aliam autem partem lignum educatur. Sed si per aliam partem cranei non exierit et bona signa apparuerint, ibidem ubi est fractura circa telum ut jam dictum est procedatur. Cura autem in omnibus eadem est, quam de fractura cranei expedivimus.

℞ De dolore occipitii.

Fit quandoque gravis dolor in occipitio, cujus haec est cura: vena recta quae est (in) fronte, aperiatur cum sagutella et per eam sanguis secundum virtutem patientis subtrahatur; oportet autem interim collum stringi cum fascia.

℞ De vulnere faciei per ensem (cfr. l. c. II p. 436 cap. XIII).

Si ense volnus factum fuerit in facie, bucca (?), maxilla, naso vel labio vel alia parte nobili corporis et consui debeat, pars parti reddatur et fiat sutura non profunda, sed tantum cutis superficies capiatur et consuatur sicut delicatius possit, ubi tamen fila tenere valeat cutis, et hoc fiat acu subtili et filo sericino sigillatim quodlibet punctum per se nectendo cum distancia punctorum quae magistro videtur optima. Similiter si nasus cum labio incidatur ex transverso singula singulis reddantur, et sicut dictum est, fiat sutura, et post si opus est, fiat sustentaculum in modum capistri, ne ad partem aliquam possit devagari. Si autem sanies expurgari poterit per narium concavitates, non est opus, quod in sutura aliqua relicta fuerint, per quam tenta imponatur ad expurgationem faciei.

℞*) De vulnere in facie per telum (l. c. II p. 436 cap. XIV).

Si telo quis percussus fuerit vel juxta nares vel juxta oculum vel juxta maxillam vel in alio loco ita quod ferrum per fractuosos et angustos meatus intraverit, licet laboriosum sit extrahere, magister tamen secundum industriam suam laboret extrahere, sed antequam attemptum diu cogitet qualiter extrahi possit et si lignum ad hoc infixum

*) Ich werde von jetzt ab das ℞, welches den Kapitelüberschriften vorangesetzt ist, weglassen.

est ante XII horas quousque lignum bene immaduerit sanguine non est extrahendum, sed extunc attemptari potest. Quodsi ferrum ligno careat, quaeratur a patiente quomodo et qualiter stetiterit, quando percussus fuit; sic saltem via ferri cognoscatur, qua cognita si potest extrahi extrahatur; si autem sine periculo non potest extrahi, verum si venis et arteriis implicatur melius est ibi relinquere quam extrahere; multi enim tales cum ferro diu vixerunt. Cura talis est: ferro extracto stuellus de lardo intromittatur; si vero adeo profundum fuerit vulnus, quod lardus intromitti nequeat, fiat tenta de panno lineo et inungatur rasurae lardi et sic intromittatur in profundum, desuper plumaceolus ponatur, ita ante patientem locetur, quod putredo ad exteriora decurrat; verum si duo fuerint foramina ex utraque parte lardus et tenta peruncta rasura lardi intromittatur et illud foramen quod magis dependet diutius servetur apertum, reliquum consolidetur prius. Si vero saniem in volnere generari convenit, aliqua embroca praedictarum superponatur; illud autem sciri oportet, quod quando sanies incipit exsiccari et vulnus consolidari, stuellus minui debet, donec prorsus removeatur.

De vulnere per sagittam barbulatam (l. c. II p. 437 cap. XV).

Si ex sagitta barbulata fiat vulnus, sic extrahi poterit: si forceps ibi large immitti potuerit, cum eis barbulae comprehendantur vel ad stippitem comprimantur; quodsi fieri non potest, penna anserina vel majoris animalis ut vulturis vel aquilae intromittatur et in ejus concavitate barbula recipiatur et tunc sine impedimento extrahatur sagitta; caute tamen fiat. Ad idem valet vellus ferreus(!) vel aeneus(!).

De relaxatione palpebrarum (l. c. II p. 441).

Oculi quandoque patiuntur ex relaxatione palpebrarum, cum pili dependent in oculos, qui pungunt et mordicant oculos, quare oculi lacrimantur et rubent et tandem incidunt diversa aegritudinum genera; sicut maculam, telam et pannum, et hoc faciunt saepe pili naturales, naturali suo ordine collocati. Cujus cura talis est: fiat incisio ipsius palpebrae laxatae cum spatumine vel forpicibus ab uno angulo oculi usque ad alium, et tantum defalcetur de eo, quod est relaxatum, quod facta decretatione pili erigantur et tamen oculi sufficienter claudantur; post talem incisionem statim fiat sutura et statim superponatur pulvis rubeus et sic dimittatur quousque consolidetur. Vel aliter: sumatur bifurcatum et acuatum*) secundum formam palpebrae, quod ab una parte se teneat, ab altera parte sit apertum et hoc ferro capiatur tantum de palpebra quantum videtur amputandum et tunc illud duplex ferrum ex ea parte, qua est apertum, fortiter stringatur et ligetur cum filo et ex alia parte qua ferrum impendet, caro mortificari incipiet. Sequenti die ferrum fortius stringatur et sic fiat singulis diebus quousque tota ea pars, quam tenet ferrum, mortificetur et tandem per se cadat et tunc vulnus bene consolidatum invenis. Si autem aliquod esset ibi ulcerationis posset superponi pulvis rubeus.

De pilis innaturalibus qui sunt sub palpebris et aliis pilis (l. c. II p. 441 cap. XXIII).

Pili quidam curti nascuntur sub palpebris extra naturalem ordinem praedictorum pilorum, qui deteriores sunt naturalibus pilis et longe pejores, quia oculos continue

---

*) nämlich ferrum.

pungunt et tamen quandoque vix videri possunt. Cura haec est: loca horum pilorum bene considerentur et diligenter notentur et post cum parvis piscicarreolis(!) omnes extrahantur et palpebra tota vertatur et pannus lineus triplicatus vel quadratus infusus in albo ovi super ipsam substantiam oculi ponatur et loca pilorum cum ferro cadente diligenter cauterizentur quo facto rosae decoctae in aqua cum panno lineo calidae superponantur, oculo tamen clauso, usque ad duos dies hic pannus non deponatur,
153A tunc removeri potest et oculus aperiri. Quidam autem pilis praedictis extractis solent imponere acus candentes in singula loca pilorum et sic cauterizare.

De fluxu lacrymarum.

Fluxus lacrimarum quandoque fit per venas exteriores et hoc signatur per pruritum et titillationem in fronte, quandoque per venas interiores et hoc cognoscitur per sternutationes et consimilia. Si per venas exteriores et recens, sic cura: fiat strictorium ab aure usque ad aurem de pulvere thuris et masticis, sanguine draconis et albumine ovi vel de solo thure et mastice vel tantum de thure et albo ovi vel de farina fabarum et albo ovi*). Si inveterata sit passio, fiat ruptorium ab aure usque ad aurem per medium frontis de cantaridibus et cepo hyrcino, sequenti die superponatur folium caulis. Si autem per venas interiores fiat fluxus, ponatur cera in fontinella cartilaginis auris vel etiam per medium auris, ubi grossa apparuerit vena. In utroque casu valet collyrium quod sic fit: pulvis cuperosae aluminis cum albumine ovi assati et duri commisceatur in pelvi et malaxetur in vola manus et post

*) Randnote: probatum per me.

exprimatur per duplicem pannum. Liquor qui inde distillat oculis impositus valet contra fluxum lacrimarum.

De pruritu oculorum.

Ad pruritum oculorum removendum valet zaccarum aluminis, si cuticula ejus parum remota locus ex ea(!) tangatur. Ad idem pulvis optimus: ℞ baccar. laur. dr. 1, aristolochiae longae, aloës āā, lapidis calaminaris q. s. ad pondus unciae, singula per se pistentur et per peplum subtilem terconizentur, deinde lapis calaminaris dococta in vino usque ad consumptionem vini pulverizentur subtilissime et per se terconizentur; deinde omnia simul misceantur. Hic pulvis angulis oculorum imponatur; parum mordicat; in multis et aliis curis oculorum valet.

De macula.

Ad maculam tale fiat collirium: rasura lardi in pelvi munda et clara super cocem cum succo foeniculi et rutae āā diutissime agitentur et sic in pelvi dimittatur donec totum viride fiat et hoc unguentum oculis imponatur; maculam plene curat. Ad idem: fellicula*) avium de rapina viventium cum succo fragariae, foeniculi et rutae distemperentur et collirium hoc in vase aeneo reservetur. Ad idem: assetur anser pinguis continens anguillam pinguem minutissime incisam et pinguedo inde exiens fricetur ad emanationem(?) donec rubeat et sic usui reservetur.

De panno et tela.

Ad pannum et telam valet pulvis ad idem, et ad omnes inveteratas passiones valet extrahere setonem super collum ad radicem occipitii.

*) vielleicht wie weiter unten im Anfang des Kapitels de cataracta „pellicula“ zu lesen.

De rubore oculorum.

Ad ruborem oculorum ex sanguine aperiatur vena capitis cum sagutella et trahatur sanguis secundum virtutem patientis; similiter ventosae cum scarrificatione ponantur super collum extra stuppam. Item cortex bugiae ponatur in aqua rosarum et ibi dimittatur per noctem unam. Ad idem aqua camphorata valet et haec aqua oculis saepe imponatur.

De arsura et pressura.

Contra arsuram et pressuram in oculo valet succus plantaginis qui per duplicem pannum expressus oculis instilletur. Ad idem succus morsus galli rubrum florem habentis et succus pedis columbini.

De visu clarificando*).

Ad visum clarificandum generaliter valet sal sacerdotalis, valet ille pulvis communis de euflia(?) et satureja, valet ciminum, masticatum et praeparatum expressum in oculis imponatur, valet simplex mel despumatum, valet mel crudum, valet succus foeniculi cum melle.

De siccitate oculorum.

Ex siccitate oculi patiuntur in sero, quasi cinis sit in oculis. Ad hoc valet liquiritia masticata et per pannum expressa et oculis instillata.

De cataracta in porta visus.

Cataracta si recens sit curatur per colliria quae balsamum recipiunt et per ea quae fiunt de pelliculis avium

*) höchst corrumpirter Text.

de rapina viventium. Ad idem valet fel hominis, et hoc praecipuum est; praeterea cerunitas, quae expurgatur per aures; similiter succus aristolochiae rotundae: radix recens pistetur et per pannum succus exprimatur et oculis instilletur: cataractam extenuat. Si autem inveterata fuerit, impositione acus in oculum deprimitur et sic multi curantur et tunc, quanto antiquior et solidior, tanto facilioris est curationis, et si non prorsus patiens videat melius impressione cataractae, semen foeniculi masticati valet ad confortationem spiritus visibilis in patiente post depressionem; si valet cura, statim videt. Patiens debet esse in multa quiete et abstinentia; infra 3 vel 4 hebdomadas non accedat ad consuetas operationes.

De ungula in oculo.

Ad ungulam: ungula quaedam est ab ungue et est supra portam visus similis cristallo et haec est incurabilis; alia ab angulo oculi dicta est, quia ab angulo incipit et versus pupillam extenditur, et sic curatur: cum acu hamata vel uncello primo capitur et versus exteriora trahitur et tunc cum alia, cui filum appendet, perforatur et cum illo filo ad exteriora trahitur et ab oculo, si qua in parte debiliter adherebat, separatur et tandem juxta angulum oculi, unde originem habuit et cui firmiter adheret, cum spatumine vel forcipicibus abcidatur, et statim oculo superponatur pulmaceolus infusus in albumine ovi.

De livore et tumore in palpebris (l. c. II, p. 443, cap. XXVIII).

Ex percussione cum fuste vel aliquo simili livor ex sanguine circa oculum consurgit. Cura hujus talis est: accipe ceram novam et pulchram et appone ciminum prius

pulverizatum et simul misce ad ignem et hoc superpone
153B loco, cumque infrigidatum fuerit, iterum calefiat et loco apponatur quousque tumor totus recedat.

De inversatione palpebrarum (l. c. p. 444).

Ex volnere male sanato vel apostemate facto super oculum fit interioris palpebrae inversatio. Cura talis est: juxta vulnus oculi male sanatum in ea parte ubi magistro videbitur fiat incisio, ut palpebra ad locum suum redire valeat, et tunc parva lamina de plumbo facta, in medio perforata cum 4 foraminibus palpebrae insuatur et plumaceolus parvus per medium laminae intromittatur et cum ligaminibus palpebra ad superiora comprimatur et ita per 9 vel per 11 dies dimittatur et post plagella vel lamina jam auferatur et curetur vulnus sicut cetera vulnera.

De fistula inter oculum et nasum (l. c. p. 444).

Infistulatur quandoque locus inter oculum et nasum et de minimo foramine sanies effluit. Cura talis est: patiens ad aliam partem oculum vertat vel etiam aliquo instrumento compellatur, et illud foramen elargetur cum spatumine, vel si ferrum timet, elargetur cum tenta, quae fit de cortice lavendulae*) minoris; foramine elargato tenta imponatur peruncta hoc unguento: ℞ axungiae ℔ 1, viridis aeris dr. 1, salis gemmae unc $^1/_2$. Hoc unguentum leniter fistulam mortificat.

De dolore aurium.

Contra dolorem aurium accipe fabas et decoque in vino et capite cooperto patiens fumum recipiat in aure dolente per embotum. Ad idem accipe rosas albas, ar-

*) vielleicht auch lauri zu lesen.

temum, fauniam, decoque, et fumum recipiat per embotum.

De verme in aure.

Vermis quandoque generatur in aure, quandoque venit ab exterioribus. Ipsum autem sic extrahas: accipe pomum dulce assatum et dividatur per medium et subito auribus apponatur. Ad idem: stomachus porcinus a porco statim extractus vertatur et villi ejus cum cutello radantur, et illa rasura ponatur inter duos pannos lineos et aure superponatur et post dormiat parum, et invenietur super pannum vermis et illud, ubicunque creditur, quod vermes sint*).

De quolibet ab aure extrahendo.

Vermis si ab aure extrahi non possit, interficiatur sic: calx viva ponatur in olla, ubi bulliat et coletur, postea colatura in aurem stilletur.

Item de vermibus.

Si vermis mortuus, lapis vel granum ab auribus extrahi non possit primum oleum tepidum auribus instilletur, ut via per aurem lubricetur, et tunc provocetur sternutatio et contineat patiens os et nares et exsuffletur viriliter; sin autem nec sic extrahatur, apponatur ventosa super aurem.

De aqua exsiccanda in aure.

Ad aquam exsiccandam quae est in auribus, extremitas una arundinis longae intingatur in resina vel pice et incendatur; alia autem extremitas auri applicetur et fumum ejus patiens per arundinem ascendentem in aurem recipiat; illud quodlibet humidum in aure exsiccat.

---

*) Hier fehlt wohl ein Wort, etwa adhibeatur oder ähnliches.

De polypo (l. c. p. 445).

Polypus infra nares nascitur et quandoque a naribus exit. Cura ejus talis est: cum uncello quantum potest extrahatur et quantum fieri potest a parte, cui cohaeret propinquius cum instrumento, quod tunc magis videbitur competere, abscindatur; quodsi simul et semel fieri non potest, per intervalla fiat, et si post hoc infra nares remanserit aliquod, tenta de unguento ruptorio, quod fit de calce viva et sapone intromittatur, deinde ad casum ignis imponatur alia tenta inuncta in oleo de vitellis ovorum vel succo porri vel succo absinthii; si autem leve corrosivum habere volueris, accipe unguentum viride supradictum, postea curetur ut cetera vulnera.

De cancro in naribus vel palato labiorum (l. c. II p. 446).

Quandoque fit cancer in naribus, palato, gingivis vel labiis et locus corroditur in circuitu, et hoc quandoque fit ex causa calida, quandoque ex frigida. Signa cancri ex causa calida sunt haec: rubor circa locum cancri, dolor acutus, juvatur appositione frigidorum. Signa cancri ex causa frigida sunt haec: locus livet, dolor non est tantus quantus in calida causa, juvatur appositione calidorum, leditur appositione frigidorum. Cura talis est: lenietur locus cancri cum sero caprino tepido decies in die vel amplius; si hoc non valet, inungatur de tepido sero et melle cocto; si hoc non valet, fricetur cum sale hoc modo: fiat pulvis de sale cocto ad ignem et postea desiccato ad solem, nec iste pulvis ideo contemni tamquam vilis quia parvi est pretii, sed pretiosus haberi debet, quia magnae est efficaciae in hac cura et utilis ad omnem carnem superfluam leniter corrodendam. — Contra cancrum ex causa calida accipe cortices mali granati et nitrum equaliter pulverizentur, hoc, et plus iste, multum valet in cancro vergae, si ponatur supra locum dolentem, ubi est cancer. Ad idem valet album de plumbo, quod sic fit: lamina plumbea abscondatur in fimo recenti et ibi dimittatur per 15 dies et postea extrahatur, radatur, pulverizetur; pulvis iste ponatur supra cancrum. Ad idem valet cerussa. Item postquam cancer nigrescere coeperit et foetere, signat quod vertit in lupum; tunc valet pulvis ille: sal cum melle et hordeo in olla viridi comburatur et usque demortificetur, cancri loco apponatur et post mortificationem subponatur pastillus factus de succo apii et farina tritici et melle. — Experimentum probatum contra cancrum: accipe mel et succum thapsi barbati, decoquantur ad decoctionem succi et post admisceatur pulvis psidiae et pulvis ossium miraboli, hoc unguento liniatur totus: optime cancrum curat. Item cauterium factum in fontinella capitis quae est inter mediam cellulam et primam, valet contra cancrum in quacunque parte corporis sit.

De asperitate linguae.

Contra asperitatem linguae valet muscillago psillii: psillium ergo pistetur in panno ligatum in aqua calida ponatur et muscillago per pannum exprimatur et exinde
lingua liniatur. Idem de draganto fieri potest; ad idem 154A
valet minutio de venis sub lingua.

De limositate circa dentes.

Si limositates circa linguam et dentes fuerint, lingua radatur cum cutello ligneo, os lavetur vino vel aceto, dentes siccentur scarleta.

De fissura labiorum.

Contra fissuram labiorum optimum remedium serum caprinum saepe teneatur in ore. Ad idem accipe axungiam gallinae et butyrum et modicum cerae et fac unguentum, ex illo pannum inunge et pone super labia. Ad idem valet pannus intinctus in albumine ovi crudo et positus super fissuras. Ad idem valet minutio de superiori labio et scarrificationes in inferiori multum valent. Item valet inunctio cum melle rosarum vel etiam cum simplici melle, nec haec brevia experimenta respuantur, quia bene locum suum juvarent (?).

De dislocatione mandibularum (l. c. p. 447).

Mandibularum capita per dislocationem a propria recedunt junctura, quod ex eo cognoscitur, quia dentes superiores malo modo conjunguntur inferioribus, immo praeter naturalem et debitum modum versus interiora vel etiam exteriora a suo loco recedunt nec patiens inferiorem molam sursum vel seorsum movere potest. Cui sic subveniendum est: magister ex opposito stet contra patientem et capita mandibularum sub auribus accipiat et ad exteriora in tantum reducat, quod inferiores dentes et superiores aequentur et ad locum naturalem cautissime reducantur et tunc statim unctuosi nihil quod lubricet apponatur sed plumaceolus infusus in albumine ovi cum pulvere thuris vel farina fabarum vel orobi et post sic ligetur cum fascia, quod mandibula elevetur sursum usque quod dentes pro naturali consuetudine se habeant. Dieta istorum sit sorbilis, ut mandibulas aeger non moveat cum aliqua difficultate.

De ruptura mandibulae.

Si autem ipsa mandibula rupta fuerit ex aliqua parte sine vulnere carnis, magister locum diligenter pertractet, cognito autem loco rupturae quodlibet os ad locum reducat proprium et hoc unguentum superponatur: ℞ olibani, masticis, pulv. colophon., sarcocollae, sanguinem draconis, resinam, omnia ista pulverizentur et in pice liquida ponantur et bene incorporentur. Hoc unguento consolidatur mandibula in locum suum reducta; ligetur autem et dietetur et curetur eodem modo, quo jam nuper praedictum est.

De vulnere et fractura.

Si autem os cum carne et caro simul cum osse incisa fuerint statim a principio pars parti reddatur et volnus exinde sicut oportet suatur. Inferior vero pars volneris, quae magis dependet, aperta relinquatur et competens loco stuellus immittatur, post pulvis rubeus ut in aliis suturis superponatur. Ne autem partes provide et apte conjunctae forte ex aliqua negligentia dislocentur, possunt poni duo plumaceoli, unus a superiori, alter ab inferiori parte, ut cum postmodum locus bene ligatus fuerit, bene partes regant et in sua positione conservent. Dieta autem patientis sit sicut dictum est.

De fistula in mandibula (l. c. p. 448).

Contingit quandoque sine aliquo exteriore causa infistulari mandibulam, et os hujus fistulae quandoque constrictum est quandoque amplum. Si fuerit strictum per tentam de cortice lavendulae*) minoris vel gentianae vel bryoniae elargetur, cumque elargatum fuerit cum unguento ruptorio vel simplici viridi aere vel pulvere salis tosti fistula mortificetur; cum autem mortificata fuerit ad casum ignis si res valde intentiva (?) fuit, imponatur tenta in-

*) kann auch lauri gelesen werden.

tincta oleo vel vitello ovorum vel succo porri vel succo absinthii, post casum ignis curetur locus unguento viridi supradicto sicut cetera vulnera. In medicatione fistulae considerandum est, an ibi os sit corruptum, quod sic cognoscitur: si sanies quae effluit sit nigra et corrupta et foetens, tunc os est corruptum, si vero sit clara et quasi citrina, scias, quoniam os non est corruptum; si vero sanies exierit alba et etiam sicca multum foetens, scire potes, quod mortificata est fistula. Si ergo os corruptum fuerit, id quod est corruptum removeatur usque ad vivum et post teneatur vulnus apertum et expectetur ossis reparatio usque ad 30 vel 40 dies, et cum de vulnere sanies et alba spissa effluxerit sicut jam praedictum est, scias fistulam esse mortificatam; cum vero liquida et aquosa, timor est, quod in radicibus dentium vel fistula originem habeat. Quodsi constiterit, illi dentes radicitus sunt evellendi et post ipsa fistula curabitur cum unguento viridi et ceteris quae superius inveniuntur; cum autem consolidari incipiat, tenta subtrahatur.

De passione dentium.

Dentes et juvant et ornant et ideo etiam eorum aegritudini consulendum est. Si recens est dolor, thus tenendum est in ore, ubi dolor est dentis, masticetur et quandoque transglutiatur; in ipsa passione sal calidus in sacculo lineo ponatur super dentes: dolorem mitigat. Ad idem accipe semen jusquiami*) et porri et ceram et pone super carbones ardentes et per embotum patiens fumum inde resolutum recipiat. Item fiant ruptoria post aurem. Si autem inveterata sit passio, incidatur arteria, quae est in tymporibus et sequatur cauterizando. Ultimum remedium est extractio dentis.

*) = hyoscyami.

De purgatione dentium.

Ad dentes purgandos accipe mar (rubium) al (bum) et os sepiae et sal gemmae, thus et masticem; omnia haec pulverizata ponantur in sacculo formato ad modum digiti et fricentur ex eo dentes. Istud dentes dealbat et confortat. Ad idem valet pulvis qui fit de pumice salis gemmae vel sale communi, thure, mastice et gariofilis*); lavetur os cum vino decoctis mastice, cinnamomo et apponatur modicum de canno, et tunc etiam valet gingivis, ultimo siccentur de panno qui tinctus sit in grano sicut scarleta.

De variolis in facie (l. c. p. 449).

Contra variolas et pustulas faciei accipe axungiam porci veteris et terebintinam et distempera cum succo lapacii acuti et si volueris addas argentum vivum extinctum cum saliva. Ad idem valet inunctio saponis gallici (?) et post appositionem unguentum album quod sic fit: ℞ masticis, olibani dr. $^1/_2$, lithargyri, plumbi usti āā unc. 1, cerussae 154^B
unc. 3, omnia ista terantur. Conficitur autem sic: parum aceti spargas super pulverem in mortario et omnia misceas, deinde de oleo superinfundas et modo de oleo modo de aceto semper agitando cum pistello donec bene incorporetur. Signum incorporationis est, quod bene se tenet et aequaliter decurrit. Hoc unguentum valet ad scabiem et excoriationem et arsuram quae fit ex causa humida.

De impetigine et serpigine (l. c. p. 450).

Impetigo et serpigo saepissime fiunt in facie et circa collum. Cura talis est: a principio patiens inungat locum

---

*) = caryophyllus in mittelalterlicher Schreibweise.

cum propria saliva et praecipue jejunus. Ad idem fricetur locus cum radice lapacii acuti et sale in balneo et extra balneum. Item cum aceto et sapone fricetur locus. Ad idem semen sinapis ponatur in acetum quousque remolliatur et tunc pistetur cum modico allio et inde locus fricetur, et si est grossa serpigo, cataplasmetur super locum et bene ligetur. Ad idem valet unguentum de lithargyro: ℞ lithargyri unc. 3, olei ℔ 1, aceti, succi bryoniae, lari, affrodili, celidoniae; conficiatur sic: succi cum oleo bulliant usque ad consumptionem eorum et post apponatur pulvis lithargyri et diu agitetur in mortario quousque inspissetur. Aliud ad idem: accipe radicem lapacii acuti, pista et optime incorpora cum butyro et modico sale et superinfunde modicum fortis aceti et sic dimitte per triduum. Post omnia simul bullias, ad lentum ignem coles et usui reserves. Hoc unguentum curat infra triduum.

De morphea rubra.

Triplex est morphea: rubea, alba et nigra. Rubea ex sanguine fit et citius curatur aliis per minutiones et aliis quae sanguinem mundificant, sicut succo de fumo terrae, similiter succo boraginis, decoctionibus mundificantibus sanguinem, similiter hieralogodion, hierarufini et consimilibus quae etiam in qualibet alia specie morpheae valent sed cyrurgico non est officii.

De morphea alba (l. c. p. 450).

Alba morphea alia curabilis alia incurabilis. Curabilis per haec signa cognoscitur: cum locus acu pungitur, si sanguis vivus exit, curabilis est; si vero aqua, incurabilis est. Curabilis haec est cura: accipe radicem rubeae majoris et rad. affodili et contunde et appone cantabri tritici puri;

omnia ista tempera cum aceto puro et immitte pannum asperum in illo aceto et post frica locum morpheae, impetiginis et serpiginis vel dentes et multum valet. Si autem inveterata est passio, fiat hoc unguentum: ℞ capitelli ℥ 1, piculae (pegolae) unc. 1, saponis unc. 2. Fit autem sic capitellum: ponatur in olla et bulliat ad lentum ignem et cum bullierit per horam, ponatur sapo intus et cum per aliam horam bullierit, ponatur picula et bulliat ita per aliam horam; post deponatur ab igne et usui reservetur. Cum autem uti volueris ungas locum patientis ter vel quater in die et hoc fiat per 3 dies vel secundum quod visum fuerit medico, quod locus fuerit ruptus, et postea lavetur locus cum aqua, ubi decoctum sit absinthium, et corium super locum removebitur, et post ungatur unguento albo et superponatur pannus ceratus et sic fit per diem. Secunda die iterum abluatur locus cum aqua praedicta, et si bene corrosus fuerit, iterum superponatur unguentum, sed non superponatur corrosivum jam dictum, et sic procedatur, sicut jam dictum est cum unguento albo cutem regenerando.

De morphea nigra (l. c. p. 451).

Morphea nigra licet incurabilis dicatur, ejus tamen debet attemptari cura per praedictum unguentum et potest perficere medicus.

De gutta rosacea.

Gutta rosacea sic curatur: cimas caprifici et cimas corili cum argento vivo et axungia porcina fortiter pistentur (?), post bulliat, coletur, imponatur pulvis litharg. et cerussae. Hoc utatur patiens.

Capitula secundi libri.

De vulnere cervicis per ensem. — De vulnere colli per telum vel lanceam. — De vulnere venae organicae. — De incisione nervi in collo. — De incisione plurium venarum vel arteriarum. — De trachea arteria. — De apostematibus. — De apostemate a sanguine. — De apostemate a colera. — De apostemate e flegmate. — De apostemate ex melancholia maturando. — De apostemate quolibet rumpendo. — De apostemate venenoso. — De cancro in praedictis locis. — De scrophula circa collum. — De scrophula recente. — De fistula e botio. — De squinantia e brancis. — De uvula relaxata. — De excoriatione tracheae arteriae. — De dislocatione ossis jugularis.

Incipit secunda particula.

Prima particula volnerum et fractura cranei cum aliarum quarundam passionum capitis curis expeditis consequens est ad vulnera aliasque passiones cervicis et gutturis descendere et eorum curas secundum doctrinam Domini et magistri nostri Wilhelmi ipsiusque laudabilem operandi consuetudinem fideliter expedire.

De vulnere cervicis per ensem (l. c. p. 453).

Contingit cervicem per ensem vulnerari et hoc quandoque a parte anteriori, quandoque a posteriori. Si a parte anteriori vulneretur et vulnus non descendat in profundum, non est timor, sed cutila quae est super guttur consuatur et suturae superponatur pulvis rubeus et procuretur vulnus sicut supradictum est. Si autem vulnus descendat ad profundum, ut vulneretur ysophagus vel trachea arteria, vulnus mortale est. Item ab anteriori parte cervicis licet nervus vulneretur, non cauterizetur,

melius est enim patiens collum habere distortum quam mortis per usturam incurrere periculum. Si autem a parte posteriori fiat vulnus, ibi secure et possunt et debent fieri suturae et cauterizationes propter nervos; omnium enim nervorum motivorum origo est. Si ergo vulnus ibi ense 155A
factum fuerit et nervus appareat incisus, ille cauterizetur; si autem non appareat vulnus, sic etiam poterit sanguis stringi, si multus fluxerit; caveat tamen magister, ne tangat labia vulneris, et post talem usturam vulnus consuatur et per singula sicut supradictum est procedatur; verum si vulnus parvum fuerit, quod consui non oporteat, ad consolidationem et mundificationem accipe lumbricos terrestres minutos et tere cum albumine ovi et pone in volnere. Si autem invalescat dolor vulneris, accipe absinthium, malvam et coctis istis in aqua admisce axungiam porci et tere et appone vulneri usque ad mitigationem doloris.

De vulnere colli per telum et lanceam.

Si collum telo vel lancea perforatum fuerit ubi telum ab una parte intraverit et ad aliam exiverit, lardus unus vel tenta peruncta rasura lardi, una ex una parte et alia ex alia parte intromittatur usque ad tertiam vel quartam diem vel etiam secundum quod medico videbitur et extunc de cetero sicca imponatur, tenta autem quae in superiori est parte citius subtrahatur, per inferiorem autem tentam partis quae est magis dependentis apertura, diutius servetur apertura donec tandem et ipsa subtrahatur.

De vulnere venae organicae (l. c. p. 454).

Vena organica dicitur quae in vocis formatione inflatur et sunt duae in collo; quandoque aliqua illarum vulneratur ense vel aliquo simili. Cura cujus talis est: vena caute suatur cum acu triangula, ita tamen quod ipsa vena non prorsus perforetur, sed pars superficialis tantum acu capiatur et perforetur et similiter ad aliam partem acus cum filo ei inhaerente trahatur et cum filo stringatur ita quod sanguis stare cogatur, et sic ligetur vena a superiori et inferiori parte, vulnus autem panno infuso in albumine ovi aliquantulum impleatur et modice, a tertio vero die pannus (in) antea siccus imponatur; ipsae autem extremitates venae in loco, ubi est ligatura, cum computruisse videntur, fila removeantur et vulnus sicco panno seu carpia et pulvere rubeo consolidetur.

De incisione nervi in collo.

Si nervus in collo incidatur in longum aut ex transverso ita tamen quod non ex toto, lumbrici terrestres sicut supradictum est, praeparati vulneri imponantur. Si vero ex transverso truncentur, ut nulla partium sit cohaerentia, capita nervorum quotiens necesse sit, cauterizentur, deinde cutis super nervum suatur et pulvis rubeus superponatur.

De incisione plurium venarum vel arteriarum (l. c. p. 456).

In vulnere cervicis per telum facto plures saepe venae et arteriae inciduntur, ex quibus multotiens nimius sanguinis sequitur fluxus et praecipue post extractionem teli ita ut saepius ex hoc patientes moriantur. Quare ante extractionem teli tales sunt monendi, ut domui suae disponant et animae, et post telum extrahatur. Si autem tunc nimius sequitur fluxus et usturae fieri non possunt, apponatur pulvis filtri(?)*) viridis combusti vel pulvis pennarum

*) vielleicht fimi zu lesen.

gallinae vel ossium ejus, quia haec omnia stringunt. Si autem nec sic stringitur, apponatur pulvis vitrioli et calcis vivae cum albumine ovi vel stercus porci vel asininum; ad idem valet urtica graeca; omnia haec mirabiliter sanguinem stringunt; sanguine vero intercepto vulnus curetur ut cetera vulnera.

De trachea arteria*).

Ex diversis humoribus diversa fiunt apostemata, ex sanguine, colera, flegmate, melancholia. Apostematis ex sanguine haec sunt signa: rubor, calor, pulsus fortis, tumor et dolor. Ex colera haec sunt signa: calor rubeus, color mixtus citrino colori, dolor pungitivus. Ex flegmate: albedo, mollities, ubi si in eo digitus imprimatur quasi signum foraminis relinquatur. Ex melancholia haec sunt signa: maxima durities et cum nigredine quadam non magnus dolor. Cura talis est: in principio ponantur repercussiva, in augmento partim repercussiva, partim dissolutiva, in statu tantum dissolutiva et maturativa, in declinatione mundificativa. Haec tamen nota: quodsi materia apostematis est venenosa vel si apostema est vitium in nobili membro, a principio non debent poni repercussiva, qualia sunt haec: albumen ovi, morsus gallinae, faba et consimilia frigida.

De apostemate ex sanguine.

Ad maturandum apostema de sanguine absinthium et malva decoquantur in aqua et post aqua expressa pistantur cum veteri axungia et talia loco superponantur.

---

*) Wie man sieht, fehlt das dieser Ueberschrift entsprechende Kapitel, weil der Schreiber mit erstaunlicher Leichtfertigkeit in das folgende gerathen ist.

De apostemate ex cholera.

Ad maturandum apostema de cholera cardus benedictus, malva et alia malva decoquantur in aqua et talis loco superponatur.

De apostemate ex flegmate.

Ad maturandum apostema ex flegmate accipe radicem lappatii acuti cum foliis suis, decoquas in vino*), cerae cum axungia veteri porcina fac emplastrum et calidum superpone.

De apostemate melancholiae maturando.

Ad maturandum apostema ex melancholia cepae et pelliculae exteriores alliorum cum modico lino decoquantur in forti vino et post pistata cum veteri axungia loco superponantur.

De apostemate quolibet rumpendo.

Ad rumpenda apostemata simul et maturanda accipe
mel et ficus et decoque cum veteri axungia porcina; opti-
155B mum est. Ad idem valent folia lilii. Hoc autem nota,
quod post rupturam apostematis, si multa est materia,
non simul tota est educenda sed paulatim et per vices.

De apostematibus venenosis.

Si apostema venenosum fuerit utpote anthrax et carbunculus, statim a principio superponatur vitellus ovi cum sale; sal ergo subtilis pulverizetur et post distemperetur cum vitello ovi crudo ad spissitudinem pastae et loco superponatur; loco autem rupto superponatur podex gallinae

---

*) hier fehlt offenbar etwas.

vivae ad extrahendum et mitigandum dolorem vel cincula scissa per medium; post rupturam autem apponatur hoc emplastrum: accipe succum apii et mel aequali pondere et fac bullire; post decoctionem ab igne pone et cola si vis et colaturae admisce farinam tritici et incorpora bene et fac emplastrum magnum et latum, ut sedeat super totum locum apostematis et eo amplius. Si autem hoc emplastrum laesionem inferat propter mel quia habet parum acuminis, fac aliud: accipe agrippam vel unguentum de axungia gallina vel anserina et modica cera alba et apponatur pulvis olibani et superponatur loco. Et nota, quod habentes talia apostemata debent dietari subtili dieta. Et notandum, quod in jam dicto emplastro debes quandoque ponere pulverem carbonis, quandoque pulverem boli armenicae, ne layci parvi pendant.

De cancro in praedictis locis (l. c. p. 459).

In locis praedictis etiam fit cancer quandoque a causa extrinseca quandoque a causa intrinseca; a causa intrinseca, ubi ex humoribus corporis in corpore; a causa extrinseca, ubi ex volnere negligenter vel ignoranter curato; et tam iste quam ille cancer quandoque fit in locis implicatis nervis, venis et arteriis, quandoque in locis carnosis. Qui autem fit in locis intricatis, ut nervi et arteriae sicut revera sunt circa cervicem et collum, non debent curari ustione vel incisione, quia sine tali cura diutius vivunt. Hic autem cancer quandoque fit de calidis humoribus, quandoque de frigidis. Si de calidis et sit recens, superponatur emplastrum de polatura et herbis frigidis vel pulvere corticis mali granati. Si de frigidis, superponatur pulvis simplicis salis et valet, si non multum sit inveteratus; si autem multum inveteratus sit, procedatur sicut superius dictum est in capitulo de cancro in palato et naribus. De cancro vero, qui fit in locis carnosis, infra dicetur.

De scrophulis circa collum (l. c. p. 460).

Sequitur de scrophulis. Scrophulae sic curantur: superponatur ruptum corium quod fit de cantharidibus et sepo hircino simul tritis vel simplici allio trito vel juncella viridi trita vel aperiatur super ipsam scrophulam cutis cum sagutella; rupta autem cute vel aperta superponatur medio scrophulae petia panni linei vetustate consumpti vel rarefacti infusi saliva vel aceto; tunc superponatur pulvis de realgar, cujus malicia sic reprimitur: extrahatur succus panis et lactucae et caulis āā et addatur acetum āā, cum iisdem distemperetur pulvis praedictus āā in concha et igni, superponatur movendo, donec solus pulvis remaneat, qui iterum teratur et usui reservetur; pulvere vero sicut jam dictum est superposito fit inunctio circa scrophulas cum unguento populeon tribus diebus; quarto autem superponatur emplastrum ad maturandum scilicet de foliis caulium et axungia porci veteris bene tritis, quod antequam superponatur involvunt folio caulis, sub cineribus calefiat, quo maturato utendum est quousque scrophula per se cadat vel facile extrahatur, vel fiat emplastrum maturativum de ficubus prius aqua infusis, ut molles fiant, tritis cum axungia veteri porcina. Extracta vero scrophula si aliquod remanserit*) cum folliculo suo, vel forte radix aliqua scrophulae extractae, apponatur spongia vel hermodactyli, donec sufficienter corrodatur, quo facto attractivum superponatur, quod saniem potenter extrahat, volnus mun-

*) Die folgende Stelle ist entschieden corrupt oder lückenhaft; die obige Version ist von mir durch Conjectur ergänzt.

dificet carnemque regeneret. Conficitur vero sic: resina modicum in patella liquefacta vel in olla super ignem bene moveatur, inde coletur fortiter per pannum super aquam frigidam in pelvi, quae colatura manibus inunctis diutius malaxetur ad modum penidii et usui reservetur et potest poni per attractionem (?)*) apostematis vel de vitro clauso ad ornatum faciei vel cicatricis fiat. Hoc unguento resolvatur modica cera super ignem in oleo ebullienti et addatur pulvis thuris et masticis āā, si etiam cerussa addatur, fortius operatur. Facta incorporatione usui reservetur.

De scrophula recente.

Scrophula recens sine ruptorio et sine incisione hoc unguento curatur: ℞ cinnamom., gariof., argent. viv., sulph. vivi, pic. nav., ceram virgineam, radicem enulae campanae et axungia suis, masculi ad masculum, feminae ad feminam; conficitur sic: radix enulae decoquatur in aqua, deinde cum argento vivo extincto cum saliva et axungia porcina addita pice et cera resolutis terantur prius super ignem, deinde pulvis cinnamomi, gariof. et sulphuris vivi addantur et diutissime terantur, omnia haec simul incorporando. Hoc unguentum usui reservetur. Istud etiam unguentum cicatrices scrophulae subtiliat et dealbat; similiter supradictum unguentum album facit.

De fistula (l. c. p. 462).

Sicut scrophula corrodit in latum sic fistula corrodit in profundum. Os fistulae constringitur; circa fundum vero corrosio dilatatur. Fistula, sicut supradictum est de

*) vielleicht auch attritionem zu lesen.

cancro, quandoque fit in locis intricatis nervis, venis et arteriis, quandoque autem in locis carnosis. Fistula, quae
156A tantum carnem corrodit, aquosam et tenuem saniem emittit; quae vero os corrodit, emittit putredinem velut foetorem carnis; quae vero nervum, exit putredo magna multum foetens. Et nota, quod in fistula circa collum, de qua et hic agitur, quia locus abundat venis, nervis et arteriis, non est insistendum incisione. Cura autem ejus talis est: si os fistulae strictum est, elargetur cum tenta quae fit de cortice lavendulae*) minoris, post intromittatur tenta peruncta unguento viridi; hoc bene fistulam mortificat et maturat. Item aliud: modicum calcis vivae et auripigmenti pulveriza et distempera cum succo stercoris anserini; stercus ergo exprimas per pannum et in tali commixtione tentam prius illinitam intromitte. Si autem inveterata sit fistula, accipe succum anabulae et axungiam porci liquefactam āā, misce, fac bullire usque ad spissitudinem succi. In hoc unguento pone tentam et illam bene illinitam intromitte: locum corrodit. Item folia anabulae bulliant in vino et post ponantur super locum infistulatum: multum prodest, mortificat enim fistulam et confortat membrum. Ad idem unguentum magistri**): ℞ piperis, pyrethri, auripigmenti, aluminis, sinapis, ellebori albi et nigri, floris aeris āā, calcis vivae quantum de omnibus; confice sic: terenda tere et pulveriza cum sapone spataentico, diligenter incorpora, deinde informa tentam et usque in profundum fistulae intromitte. Hoc autem unguentum

---

*) s. Anmerkung S. 37

**) Fast wörtlich mit Roger übereinstimmend. Es geht aus diesem Passus hervor, dass Congeinna vielleicht ein Schüler des Roger gewesen.

in ipsa fistula liquefiat; suaviter eam mortificat atque desiccat*).

Ista particula curas continet vulnerum, quae fiunt in homoplatis et cathena gulae, in humeris et brachiis, quae praedictis annexa sunt membris, et thoracibus et membris spiritualibus, et in volnere diafragmatis ipsam terminabo particulam. Si quid autem in hoc tractatu, quem re vera inculto scripsi calamo, vir prudens invenerit quod displiceat, non ipsum statim calumpnose redarguat, sed potius lineam correctionis apponat.

Capitula tertii libri.

*) Hier endigt der Autor Buch 2; die fehlenden Kapitel werden im folgenden Buch behandelt, wo sie sich auch nochmals in der Inhaltsübersicht verzeichnet finden.

fractura brachii cum vulnere. — De osse male consolidato in brachio. — De vulnere manus cum suis nervis et ossibus. — De dislocatione humeri a spatula. — De dislocatione ossis cubiti. — De cancro in nervosis locis brachii. — De fistula in praedictis locis. — De simplici vulnere thoracis. — De dolore et tumore mammillarum. — De pulmone. — De corde. — De diafragmate. —

De vulnere facto in heroplatis ense. (l. c. p. 469)

In heroplatis fit vulnus largum ense vel falce, cujus cura talis est: vulnus consuatur ita, quod acus remaneat in vulnere circumligata ex utraque parte filo ne excidat, una autem sit acus vel plures pro vulneris quantitate, et acumina cum forpicibus abscindantur ne laedant*). Extremitates autem vulneris apertae relinquantur; suturae pulvis rubeus superponatur et cum tentis modo quo dictum est vulnus procuretur. Si autem plaga vetus est antequam aliud fiat, sanguis provocare ungue vel panno aspero vel foliis alicujus herbae asperae sicut est rubea et post fiat sicut dictum est, vel si sanguis provocari non possit eo quod labia vulneris jam mortificata sint, de crista galli extrahatur et vulneri infundatur et post fiat sutura.

De vulnere facto in heroplatis telo vel lancea.

Si vulnus in jam dicta parte factum fuerit telo vel lancea, ita tamen quod ad inferiora non penetret, lardus immittatur vel tenta peruncta rasura lardi et in aliis procedatur sicut supradictum est; si vero vulnus ad interiora

*) Hier findet sich, wie mich dünkt, deutlich genug die umschlungene Naht beschrieben; die Priorität kommt also nicht, wie manche behaupten, dem Guy v. Chauliac zu.

processit et non possunt per superiorem regionem expurgari, dimittatur patiens per quatuor vel quinque dies, post in latere in quo dolere coepit, quia ibi stat sanguis vel sanies, super costas fiat incisio in longum, inter duas costas apertura fiat cum digito ita quod talis apertura sit super diafragma quasi duobus digitis et patiens ad jacendum locetur super idem latus, ut sanguis expurgari possit per locum illum; muniatur autem ipse locus tenta et plumaceolis plurimis, ne per aperturam quae facta est aliquo modo spiritus posset exalare. Cum autem visum fuerit necesse, detur expurgationi facultas et cum res haec
postulaverit, curetur locus panno vel carpia sicut cetera 156B
vulnera.

De botio (l. c. p. 463).

Botium fit in gula, cujus cura talis est: cauterizentur glandulae quaedam quae sunt juxta botium ex utraque parte. Istud a principio valet. Si autem haec ad curationem non sufficit, cum ferro candenti seton immittatur unus in longum alter in latum et tunc pannus in albumine ovi infusus superponatur, omni mane et sero setones ad exteriora trahantur et sic penitus si fieri potest truncetur tota caro cum illis. Si autem aliquid de botio remanserit, corrodatur cum pulvere affodili et deinde locus curetur sicut cetera vulnera.

De squinantia (l. c. p. 465).

Squinantia interpretatur acuta gutturis praefocatio et tres ejus sunt species: prima speciali vocabulo dicitur squinantia et haec in ysmon nascitur inter tracheam et ysophagum et est magis periculosa; secunda dicitur quinantia; haec partem materiae emittit exterius, partem retinet interius; tertia dicitur sinancia, cujus materia tota in exterioribus est; de hac nihil timendum est, si circa eam procedatur sicut oportet. Harum generalia signa sunt haec: inspirandi et exspirandi difficultas, nihil per os sumere possunt neque salivam emittere neque transglutire possunt, vocem habent exilem, quoniam ex toto denegatur. His a principio sic est subveniendum: si nihil obstiterit fiat minutio de vena capitis, et postea fiat gargarismus de mediocriter calidis solutivus, sicut sunt dyamoron et sapa tepida; non enim hic utendum est frigidis et repercussivis; super locum autem extra fiat emplastrum: accipe radices altheae et coque et pista cum axungia porcina aequali pondere, postea adde pulv. lini et pulv. foenugraeci, misce et pista simul, post fac bullire istud totum in aqua, ubi cocta sit radix altheae et post depone ab igne et cola parum et fac emplastrum et pone super locum dolentem; maxime autem valet pueris et qui non noverunt gargarizare.

De brancis. (l. c. p. 466).

Branci sunt quaedam glandulae quae sunt in faucibus, quibus, dum fleuma*) in multa quantitate colligitur, fit dolor, qui simili nomine nominatur et faciunt difficilem excoriationem et anxiam aëris attractionem. Cura talis est: lingua cum instrumento, ut videri possit, deprimatur et post branci cum ferro incidantur; post incisionem gargarismus fiat cum aceto decoctionis rosarum et succo plantaginis.

De uvula relaxata.

Uvula quandoque relaxatur ex humoribus flegmaticis, cujus cura talis est: a principio fiat flebotomia de venis

*) = flegma.

minutis sub lingua, post apponatur pulvis desiccans de sale tosto, vel baccis lauri castri (?) vel piperis. In hac etiam valet usus pulveris supradicti in cura de tela et panno. Cum autem materia jam influxit et fluxus cessavit, potest fieri gargarismus de oxymelle. Ad idem multum videtur emplastrum valere, si ponatur supra radicem occipitii: ℞ picem navalem, resinam, thus, masticem, bolum, colophon., pulverizanda pulverizentur et in resina et pice communi resolutis super ignem conficiantur. Si autem praedictis modis desiccari non possit et causa sit inveterata, decurretur (?) cum ferro candenti acuto per canellum ferreum vel ligneum qui in parte superiori foramen habeat, in quo inferior pars uvulae recipiatur et ferro intromisso per medium canelli cauterizetur pars illa uvulae, quae in eo est recepta.

De excoriatione arteriae (sc. tracheae).

Contingit quandoque ab intus collum excoriari adeo, quod patiens neque comedere neque bibere possit neque vix loqui. Isti saepe faciant gargarismum de vitellis ovorum et succo plantaginis etiam multotiens in die, cumque cutis inceperit reparari, si alicui apparuerint foramina vel loca saniosa gargarizent in collo serum caprinum vel aliud quodcunque tepidum et hoc saepe faciant.

De dislocatione ossis jugularis (l. c. p. 467).

Os jugulare quandoque dislocationem patitur, quibus nisi cito subveniatur, moritur patiens. Cura talis est: ponatur patiens super terram vel tabulam planam et fiant fortes percussiones sub planta pedis cum assere, quia os sic redit in locum suum; experimentum probatum in terra Provincialium.

De incisione ossis, quod cathena gulae dicitur (l. c. p. 470).

Si os quod cathena gulae dicitur incisum vel alio modo fractum fuerit, et ex hoc super id quod recedit, brachium infirmi manu medici per humerum in altum erigatur et tunc quaecunque partium fuerit elevatior vel depressior quam esse debeat, alia manu medici in locum suum reducatur et plagella infusa in albumine ovorum cum pulvere consolidativo superponatur: ℞ thus, mastic., sang. drac.,
157[A] bol. armen., sarcocollae, deinde pulveriza (?); omnibus his superponantur ferulae, et ne os ad aliquam partem devagari possit superponatur et cum longa fascia circumcirca ligentur ipsum et brachium sursum ad collum ligetur et sic feratur suspensum.

De incisione humeri.

Si humeri fiat incisio, talis cura adhibeatur: pars parti diligenter reddatur el volnus sicut in principio hujus particulae dictum est consuatur, et superpone pulv. rubeum et impositione tentarum, sicut saepe dictum est, procuretur.

De incisione ossis et nervorum brachii.

Contingit os brachii cum suis nervis ex transverso incidi. Cura cujus talis est: nervus a principio cauterizetur et ossa fracta conjungantur, ut pars parti bene reddatur; ipsum autem vulnus panno in albumine ovi infusum repleatur, post ferulae propter os fractum regendum apponantur et cum fascia longa studiose circumuniantur. Si autem aliquid magister per os exhibere voluerit, quod suum juvet propositum, propinquet vinum decoctionis saniculae, salviae, consolidae majoris. Ad idem valet buglossa, pigula, absinthium. Probatum est.

De punctura nervi in brachio.

Nervus in brachio si punctatur acu, stilo vel subula, locus puncturae statim tangatur ferro candenti.

De dolore et tumore nervorum.

Si alicui nervorum brachii evenerit dolor aut inflatio cum multa duritie, fiat inunctio cum butyro veteri, quod in Majo conficitur vel etiam cum communi dialthea vel mixtura horum apponi potest et aliqua praedictarum embrocarum.

De vulnere male sanato.

Si volnus fuerit male consolidatum, primo apponatur ruptorium de cantabro et sepo vervetino vel hircino, post autem ad majorem apertionem loco rupto apponatur medulla sambuci. Si idem autem non suffecerit ad apertionem, aperiatur vulnus cum sapone; post vero, si opus fuerit mundificativo, superponatur emplastrum de succo apii et melle, postremo vero exsiccativa ponantur et solidae carnis regenerativa sicut est pulvis de carie lignorum, item pulvis rubeus, cui apponatur cinnamomum, subtiles facit cicatrices. Unguentum autem ad vulnera consolidanda fit de sepo arietino, resina et pulvere thuris; pro unguento fusco potest poni.

De carne superflua corrodenda.

Caro superflua quandoque excrescit in vulnere: quae corroditur cum pulvere salis tosti vel pulvere cuperoseae vel macra carne, quae abciditur de batone vel unguento viridi; item psilotrum postquam exsiccatum est; pulvis qui inde fit violenter corrodit; sola calx viva etiam facit substantiam bonae carnis et ideo non de facili pro corrosivo poni debet.

De erisipila.

Erisipila quandoque supervenit vulneri; cui subvenitur unguento de lithargyro et unguento albo vel unguento fusco. Aliud ad idem: fricentur in patella jusquiami et peritaria simul vel alterum, si utrumque haberi non possit, sine aliquo liquore vel pinguedine, et hoc tepidum ponatur super erisipilam. Si autem locum, cui incidit, corrodit, timendum est, quod sit de genere lupi, unde subito succurrendum est sic: accipe hordeum, mel et sal et comburantur in olla rudi et pulverizentur. Hic pulvis loco patienti superponatur.

De carbunculo.

Carbunculus cum volneri supervenit, non sunt apponenda actualiter vel potentialiter valde frigida, sicut nec in anthrace, sed dissolutiva et extractiva. Idem tamen potest poni: accipe oleum ros., vitella ovorum, lac mulieris, farinam tritici, fac emplastrum et simul apponas.

De vulnere brachii inter humerum et cubitum.

Si brachium inter humerum et cubitum vulneratum fuerit ex transverso ense vel falce, vulnus est magis periculosum quam si esset inter cubitum et manum propter lacertos, qui ibi sunt. Vulnus ergo tale statim debet cauterizari; sed cavendum est, ne labia vulneris tangantur; post fiat et procedatur ut in aliis sicut supradictum est.

De distancia labiorum vulneris.

In vulnere brachii vel quolibet alio, si magis tarde vocatus fuerit et labia vulneris a se destiterint ita scilicet quod non possint consui, accipiatur pix communis, pulvis olibani, boli armen., sanguinis draconis et consolidae majoris. Ex his fiat emplastrum et ponatur una pars emplastri super unum pannum, alia super alium, et hi panni superponantur labiis vulneris, unus ex una parte, alius ex alia et cum fortiter cohaeserint cuti, hi panni consuantur et cum filo contrahantur et sic labia vulneris distantia aliquantulum reducantur. Sequenti vero die iterum idem panni per eadem fila magis contrahantur et sic fiat donec labia vulneris distantia omnino contrahantur.

De vulnere lacerti cum suo nervo.

Si in capite lacerti vel musculi fiat incisio, debet fieri
cauterizatio; si autem per medium, locus non est cauteri- 157B
zandus; apponi debent consolidativa, sicut supradictum est; valet etiam hoc unguentum: accipe axungiam gallinae, ceram, oleum, pulv. olibani et bene incorpora et pone super vulnus: cito consolidabitur et bona caro generabitur.

De vulnere brachii per telum facto.

Si brachium telo vulneratum fuerit, frustrum lardi immittendum est volneri; si autem telum ad alteram partem exierit, duo intromittantur unum ab una parte, aliud ab alia, et post procedatur in cura sicut supradictum est.

De tumore in brachio sine vulnere.

Si accidit tumor in brachio vel in alio membro ex percussione vel casu, a principio fiat flebotomia per antifrasim; si autem est inveteratus, per metathesim; postea superponatur emplastrum de cap.*) (?) vel bovino vel faba

*) vielleicht capitello zu lesen.

fracta decoctionis in vino, si fuerit sine vulnere, vel in aqua, si fuerit cum vulnere. Si autem sic depelli non posset, superponatur maturativum, deinde sicut in apostematibus, sicut supra dictum est, procedatur.

De morsu rabidi canis in brachio.

Si autem tumor evenerit ex morsu rabidi canis, summum et praecipuum remedium est, quod locus cauterizetur cum candente ferro ita etiam quod ferrum excedat morsum, si volnus est in membro.

De fractura brachii sine volnere.

Si brachium fractum fuerit sine laesione carnis, distrahatur brachium ex utraque parte et ossa hinc inde contractentur leniter et suaviter, quousque ad primum locum reducantnr, deinde superponatur stupha intincta in albo ovi et mediocriter ligetur cum fascia lata quasi 4 digitorum circum quamque autem ponantur hastulae tenues, quae tamen brachium regere sufficiunt et ante 9 dies haec ligatura non mutetur, postea immutari potest, sed de cetero non fiat illa fortis ligatura sicut facta est a principio et sic de 15 in 15 mutari potest. Si autem interim necessaria fuerit fomentatio, fiat de rosis, baccis lauri*), absinthio et consimilibus.

De fractura brachii cum volnere.

Si fractura brachii fuerit cum vulnere fiat per omnia sicut jam praedictum est; in stupis tamen relinquatur foramen supra volnus et ipsa ferula perforetur, ut per tale foramen vulnus posset procurari donec perfecte procuretur, et in 30 diebus fieri potest.

---

*) vielleicht auch balaustiis zu lesen.

De vulnere manus cum suis nervis et ossibus.

Si manus cum suis nervis et ossibus vulnerata fuit, primo ossa ad proprium locum reducantur et volae manus asser latus et tenuis subponatur, ne iterum dislocentur; postea nervi incisi cauterizentur et superior cuticula suatur; praedicta autem tabula quae manum regit non removeatur, nisi ossa cohaerere incipiant.

De osse male consolidato.

Si praedictarum partium os aliquod male consolidatum fuerit, primo locus fomentetur cum mollificativis, sicut est malva, branca ursina et consimilia; hoc saepe et diu fiat. Post autem frangatur os cum pugno vel manibus et statim iterum partes conjungantur et ligentur et fiat sicut praedictum est.

De dislocatione humeri a scapula.

Sicut volnus et fractura praedictis eveniunt membris, sic et dislocatio sine volnere et sine fractura. Si ergo humerus a scapula disjungatur, sicut accidere solet militibus ex casu, hoc artificio reducatur: statuatur clipeus in terram et a superiori parte ponatur vestis aliqua mollis ne patiens laedatur; postea patiens flexis genibus super scabellam vel sellam, si aliud non habetur, extendat brachium usque ad humerum ultra clipeum et ipsum fortiter trahatur in terram; removeatur id quod est sub genibus et sic patiens pendeat, donec praedicta membra ad proprium locum suum reducantur. Deinde statim globus de filis vel aliquod simile assellae subponatur, postea superponantur constrictiva sicut est stupa vel pannus cum albumine ovi. Si autem dolor evenerit, loco fiat fomentatio circa membra sic juncta de foliis mirthini, absinthii, gallis et similibus decoctis in vino vel aqua vel cantabro in vino cocto praecedentibus, sicut dictum est de constrictivis. Ad ultimum superponatur spatagraphum*) tale: ℞ olibani, masticis, picis ponantur haec in cera et sepo arietino post dissoluta super ignem, postea pannus imponatur et statim extrahatur et pannus sic ceratus loco tepidus superponatur.

Iterum de dislocatione.

Si dislocatio qualis praedicta est contingit in puero non est opus nisi quod medicus pugnum teneat sub assella pueri et humerum ejus teneat alia manu et eum elevet a terra et redibit os ad propriam juncturam, et post hoc superponantur constrictiva, ut in proximo capitulo jam dictum est.

De dislocatione ossis cubiti.

Si ossis cubiti fiat dislocatio fac ut superius dictum est in dislocatione humeri, praeterea pannus intinctus in cera liquefacta superponatur, et ita intelligendum est de dislocatione manus et brachii et etiam singulorum digitorum. Sed tamen cum fit dislocatio manus, ex utraque parte ferulae poni debent et ligari.

De cancro in nervosis locis brachii.

Si in nervosis locis alicujus partis brachii cancer subvenire minetur, vulneri a principio superponatur salvia masticata et trita cum albumine ovi; si autem jam supervenerit, pro corrosivo ponitur viride aeris.

De fistula in praedictis locis.

Si autem in locis timetur de fistulatione vulneris, superponatur emplastrum de pulvere aloës, myrrhae, succo

*) ist wohl identisch mit sparadrapum.

absinthii et melle. Si autem locus fuerit carnosus, usturas et incisiones secure facere possumus.

De simplici vulnere thoracis.

Sequitur de simplici vulnere thoracis. Si vulnus thoracis non ad inferiora descendit, facile curatur vulnus: consuatur per singula et sicut supradictum est procedatur. Si vero usque ad interiora penetraverit, quod cognoscitur per sputum sanguinis, non ita facilis est cura. Cura tamen talis est: si natura non posset se sufficienter exonerare a sanguine per sputum et excreationem et sanguis multum defluat super diafragma, fiat apertura ex eodem latere, in quo est vulnus super diafragma inter costas, et per singula fiat sicut supradictum est in primo capitulo hujus particulae; tenta autem sit mollis et caudata, ut melius extrahi possit, si necesse fuerit; facta autem sic expurgatione saniei, si vis interiora perfecte mundificare, infundes vulneri, quod factum est in latere, vinum decoctum cum melle ad quantitatem scutellae et postea volves patientem hac et illac donec perfecte et bene effluxerit sanies.

De perforatione thoracis.

Sicut ferrum penetravit interiora ita quod adhaereat spondilibus, non in thorace vel pectore fiat foramen, sed in latere et per illud ferrum extrahatur, si fieri possit; si non, dimittatur.

De dolore et tumore mammillarum.

Mammillae insident thoracibus et ita consequenter de eis est agendum. Si ergo mammillae mulieris ingrossentur praeter naturam sicut ex lactis coagulatione fieri solet in principio conceptus ita etiam quod caput mammillae interius trahatur, tunc advocanda est aliqua mulier quae lac sugat et extrahat a mammilla, vel ventosa ad caput mammillae apponatur et ita extrahat lac, et si non potest tam ampla ventosa inveniri, apponatur cucurbita et fiat foramen in profundo et ponatur in aqua fervente diu donec bene imbibatur et post apponatur sicut ventosa mammillae, et materia (?) obiter (?) sibi lac attrahet. Item ad mammillarum dolorem et tumorem optimum maturativum, quod sic fit: malva et absinthium bene coquantur cum axungia porcina et inde fiat emplastrum et ponatur super duram mammillam et cito inducit saniem. Item in principio collocationis in mammillis fabae decorticatae decoquantur in aceto et de illis decoctis fiat emplastrum et ponatur super mammillam. Si mammilla sit indurata et infirmata collocatio*), decoquatur in vino; item aliud emplastrum de succo apii et mica panis et ponatur super mammillam vel de uva et mica panis.

De cancro in mammillis.

Si cancer fuerit in mammillis, subveniatur patienti sicut supradictum est. Ex nulla autem causa debet radicitus evelli mammilla, quia mulier sine mammilla diu vivere non posset.

De pulmone.

Membra spiritualia, quae intrinsecus, sicut pulmo, canales pulsus, cor et diafragma etiam vulnerari contingit. Si ergo vulneretur pulmo, vulnus propter necessitatem motus membri consolidari non potest. Si autem de vulnere ipsius dubitatur, sic certificatur: sanguis egreditur spirituo-

*) vielleicht collectio zu lesen.

sus, mutatio fit circa anhelitum, tussis cum multa sanguinis excreatione fit. Si modicum est vulnus et sine partis deperditione aliqua, diu vivere possunt, sed ad sanitatem non perveniunt; isti tales procurari possunt sicut haemoptoici.

De corde.

Si ipsa substantia cordis vulnerata est, sanguis egreditur niger et multus, vertus cito deficit et patiens moritur. Si autem sit vulnus in pennis quibusdam tenuibus et non vicinis centro cordis, non de facili cito moritur.

De diafragmate.

Si diafragmati fit vulnus, anhelitus magnus erit et frequens et isti tales etiam si non statim morerentur, vulnus tamen consolidari non potest ex pulsu arteriae tam 158B
superiore quam inferiore frequenter movetur quae una est causarum impedientium consolidationem*).

Incipit quarta particula.

In praecedentibus tribus capitulis expedivi curas membrorum quae sunt a diafragmate superius; in duabus autem sequentibus et eorum quae sunt a diafragmate inferius curas juxta vires, quas Deus ministravit bona fide et qua possum diligentia prosequi curabo, et hanc quartam particulam, quam re vera non feci licet eam fecerim quartam, a vulnere stomachi incipiam.

Capitula quarti libri.

De vulnere stomachi. — De reductione hepatis post egressum ejus a vulnere. — De egressu ejus a vulnere.

*) Auch diese Stelle ist wohl lückenhaft.

— De vulnere in ipso hepate. — De reductione splenis si egressum sit a vulnere. — De opilatione splenis. — De egressu alicujus intestini ex vulnere, ipso tamen intestino non laeso. — De egressu a vulnere et vulnere ejusdem. — De fistula in ventre. — De herpete cingulo. — De vulnere circa dorsum. — De vulnere longiae. — De vulnere medullae in spina. — De vulnere renum. — Si quis ab alto cadat. — De ruptura syphac. — De hernia vitio renum. — De carnositate superflua scilicet excrescente circa testiculos. — De subita inflatione testiculorum. — De lapide nondum confirmato. — De lapide jam confirmato. — De stranguria et dysuria. — De his, qui ignorantes commingunt. — De ulceratione vergae. — De carne superflua sub pellicula vergae virilis vel in vulva. — De platillis. — De fistula prope anum. — De beneficio haemorroydarum. — De immoderato fluxu haemorroydarum sive interiorum sive exteriorum. — De haemorroydibus provocandis sive interioribus sive exterioribus. — De tumore haemorroydarum. — De exitu ani et dolore ejusdem. — De venis incidendis et sanguine minuendo. — De scarificationibus et ventosarum aminiculo. —

De vulnere stomachi.

Si stomachus vulneratur, cibus per plagam egreditur et sic vulnus stomachi cognoscitur. Si ergo vulneretur stomachus et a parte interiore, vulnus mortale est, si ab inferiore parte circa fundum, ubi carnositas est, non est mortale, tamen de vulnere timendum est; consolidativa per os exhibeantur. Si autem sine sutura res terminari non potest, in exteriori tunica stomachi fiat sutura ab una parte stomachi et alia, ut sic labia vulneris per filum trahantur; vulnus teneatur apertum exterius, quoadusque extrahantur fila quibus facta est sutura. Quidquid autem faciendum fuerit aliud industriae medici oportet relinqui, ut secundum ea quae dicta sunt et adhuc dicenda et secundum quod tunc status fuerit infirmi, vulnus procuretur.

De reductione hepatis post egressum ejus a vulnere.

Quandoque fit vulnus super hepar ita quod hepar egreditur de vulnere, ut de facili reduci non possit. Tunc statim superponatur hepati pulmo vervetinus vel hircinus vel catulus cissus per medium, ut calore exteriori illius ventositas interclusa in membro dissolvatur et consuatur et facilius possit reduci. Sic de pulmone et stomacho vel quolibet intestinorum quod post exitum suum ad interiora non potest reduci, intelligendum est.

De egressu ejus cum vulnere.

Si autem ipsum hepar vulneratum fuerit, vulnus mortale est. Si autem aliquid supervixerit patiens, ut statim non moriatur, non ideo de eo vulnere vel consimili Vos intromittere debetis sed potius eis qui magis aegro familiares debetis praedicere certum vulneris talis periculum. Si tamen super haec omnia amici patientis ipsum sine magistro mori noluerint, honorarium hujusmodi exigatis, quod si quam ex morte patientis verecundiam sustineatis dampnum tamen non habeatis.

De reductione splenis si egressum sit a vulnere.

Splen ignobile membrum est, unde incisiones et consimilia sustinere potest sine periculo. Si ergo de aliquo vulnere ad exteriora exeat et parva sit particula, si reduci non potest, abscindatur et postea syphac consuatur super ipsum. Si autem magna est pars, quae reduci non potest, non abscindatur, sed vulnere elargato reducatur. Dicunt quidam, quod quandoque prorsus abciderint*), quod non credo — dicit magister Wilhelmus — nec fieri debet.

De opilatione splenis.

Splen quandoque opilatur ex grossis humoribus. Patiens sentit dolorem sub sinistro hypocondrio et tumorem ibidem post cibum deterius habet. Cura talis est: locus inunctionibus, quae fiunt cum dyalthea et butyro bene remolliantur, fiat super locum emplastrum de raphano pistato
159A cum veteri butyro et hae saepe repetantur. Ad ultimum faciat cordulam de serico et trahat setonem de loco tumoris.

De egressu alicujus intestini ex vulnere, ipso tamen intestino illaeso.

Quandoque propter vulnus factum in ventre intestina exeunt de vulnere nullo inde existente vulnere in intestinis et quia infrigidata sunt de facili reduci non possunt. Aliquod ergo animal sicut est aries vel edus vel catulus cindatur per medium et calidum intestino superponatur et tam diu ibi relinquatur, quousque supradictum est. Ventositas interclusa dissolvatur et intestina calefiant et mollescant et sic de facili reducantur.

De egressu intestini ex vulnere et vulnere ejusdem.

Si autem ipsum intestinum vulneratum fuerit in longum vel in latum ex transverso, cura talis est: si vulnus

---

*) Diese Stelle ist entschieden lückenhaft. Der Sinn ist wohl der, dass eine gänzliche Entfernung der Milz unschädlich ist, dass aber der Verf. im Sinne seines Lehrers diese Ansicht weder für glaubhaft, noch die Operation für statthaft erklärt.

fiat in longum, ut cetera vulnera curetur: consuatur intestinum, syphac exterior*) ita quod cujuslibet suturae cauda fili extra vulnus dimittatur, et cum putruerint fila extrahantur et relinquatur apertum, ut sanies libere exeat usquedum vulnus curetur. Si autem intestinum vulneratum fuerit in latum ex transverso ita quod aliquid de intestino remaneat, per quod partes cohaereant, trachea arteria anseris vel cujuslibet alitis alterius vice alicujus canelli per vulnus intestino immittatur ita quod sua longitudine ex utraque parte superet suturam volneris et postea subtili acu et filo serico vulnus consuatur ipsius intestini super tracheam arteriam, quae intus est et postea consuatur syphac et cutis exterior et dimittatur vulnus apertum inferius, et trachea arteria intus posita putrefiat, et emittetur per secessum; exteriori autem suturae pulvis rubeus superponi potest. Dieta autem sit tenuis et sorbilis, et ut breviter dicam, 4 vel 5 dies abstineat quantum sine multa difficultate potest.

De fistula in ventre.

Si fistula fuerit in ventre et non penetraverit ad inferiora apponas viride aeris. Si autem penetraverit, non apponas aliquam unctuosam (scil. substantiam), sed solum unguentum, quod fit de aloë et myrrha et succo absinthii et melle; utatur etiam patiens ab interioribus potione mundificativa de sanicula, pede columbae, pimpinella et consimilibus; tenta autem si qua imponatur hujus fistulae sit caudata, ne per respirationem ad interiora trahatur.

---

*) Wahrscheinlich ist auch hier eine Lücke und muss es heissen: syphac et cutis exterior.

De herpete cingulo.

Herpes cingulus est de genere apostematis vel ulceurm; corrodit enim locum, cui insidet et in ventre fit circa locum cinguli corrodendo ventrem et sic quasi cingulus cingit hominem. Cura cujus talis est: locus cum aceto lavetur, et post superponatur limatura plumbi subtilissima et desuper ponatur pasta hordei mixta cum aceto et ipsi pastae incorporentur cinis rubi, fragariae et vitis et illud singulis diebus repetatur quousque morbus mortificetur et tunc studeatur ad reparationem bonae carnis per unguenta consolidativa et pulverem.

De vulnere circa dorsum.

Si in opposita parte contra ventrem in dorso fiat vulnus in simplici carne vel osse, consolidetur et procedatur per singula, ut supradictum est.

De vulnere longiae.

Longia si vulneretur in longum, curetur ut cetera vulnera; si autem ex transverso, oportet apponi ferrum candens, alioquin sequeretur insensibilitas totius tibiae et in aliis procedatur sicut dictum est in cura brachii de musculo. Si autem post cauterizationem sequatur dolor in tibia, superponatur emplastrum de furfure et semine lini pistato: optime dolorem mitigat.

De vulnere medullae in spina.

Medullaris substantia quae infra spondilia est, de natura cerebri est, unde si ipsa vulneretur, ejus vulnus sicut et vulnus cerebri mortale est.

De vulnere renum.

Si vulnus fiat in renibus ense sive per humiditatem quae ibi est, non consolidatur. Si autem ab intus fiat ulceratio ex lapide vel humore acuto, tunc exhibeatur in potu mummia, sanguis draconis, consolida major.

Si quis ab alto cadat.

Contingit quod quandoque quis cadat ab alto super
dorsum vel latus; tunc statim si nihil obstiterit, minutio 159B
oppositae partis fiat et subtrahatur sanguis secundum vires patientis, postquam fluxus quieverit ad mitigationem doloris et tumoris dissolutionem si in ea parte fiat inunctio cum dyalthea, oleo lavendulae*) vel mixtura ex his: de unguento vulpe**) vel axungia mollita (?); ultimo si necesse fuerit, fiant balnea.

De ruptura syphac.

Ex relaxatione syphac sine ruptura quandoque intestina descendunt, quod sic cognoscitur: extendatur patiens super tabulam et dicatur ei quod tussiat et si tunc tumor unius ampullae ad modum nucis apparuerit vel ad modum ovi certum est signum quod syphac non est ruptum sed relaxatum, quia si syphac esset ruptum, non fieret ampulla circa ventrem, ventositas cum libere exalaret, et si est, ruptura parva est, quod apparet per ampullam. Si ergo syphac sit relaxatum et ruptum modica ruptura, detur patienti modicum cum benedicta laxum; quodsi cyrurgicus nesciat, per alium fiat mandato et consilio cyrurgici; facta

---

*) s. Anmerk. S. 37.

**) Hiermit ist wohl das auch bei Guy v. Chauliac (Tract. VI Doctr. I cap. 1, fol. 49a Spalte 1 Zeile 3 v. u. der Ausgabe der Coll. Venet. von 1519) angeführte ungt. de vulpe gemeint.

purgatione tertia die fiat balneum particulare stipticum; exeunti a balneo fiat inunctio cum oleo ros. et albumine ovi et syphac reducto ad proprium locum vel ponatur supra relaxationem unguentum illud quod dicitur ad rupturam. Hoc facto superponatur lumbacere seu bracale ad hoc officium depuratum et patiens nullo modo se removeat scilicet de lecto suo, donec sentiat se curatum; circa nonam diem removeat emplastrum de ol. ros. et alb. ovi. Dieta sit tenuis ac si febricitet acute. Utatur hac decoctione singulis, quae fit ex succo utriusque jaceae cum melle bene cocto; solo usu hujus decoctionis multi liberati sunt. Cingulus ergo patientis, quo quotidie cingitur, sit corrigia lata, et ille ita collocetur, ut totum ventrem ad superiora elevet.

De hernia vitio renum.

Fit hernia quandoque ex humoribus a renibus et toto corpore venientibus et inflationem testiculorum et ossei facientibus, et hujusmodi rei signum: mollicies tumoris, quia cum locus manu tangitur, mollis sentitur. Cura cujus haec est: pellicula super testiculum aperiatur cum sagitella et per talem aperturam emittatur aqua primo modicum et imponatur post hoc et tenticula ne continue fluat. Sequenti die extrahatur tenta et iterum emittatur et ita paulatim et paulatim tota subtrahatur donec totus cesset tumor et locus bene sit mundificatus; tunc subtrahatur tenta et claudatur apertura.

De carnositate superflua excrescente circa testiculos.

Contingit adhuc hernia ex carnositate nata juxta testiculum, cujus cura talis est: pellicula exteriore incisa testiculus a praedicta carne scarnetur et post vulnus consolidetur. Si autem iterum recidivaverit et recreverit didymus, incidatur testiculus, ejiciatur tamquam inutile (?).

De subita inflatione testiculorum.

Fit quandoque subita inflatio testiculorum in hominibus alias bene se habentibus. Cura cujus talis est: calendula decocta in aqua cum multo sale tepida circumligetur; si sal timuerit quia mordicat, cum praedictis tantum fiat subfumigatio. Ad idem farina fabarum vetustissimarum in vino decocta et tepida superponatur; juvat multum. Ad idem lilifagus valet; similiter folia ebuli; sudor multum juvat. Ad idem scoria ferrariorum in igne calefiat, quousque bene incalescat et post superinfunditur urina patientis et fumum inde ascendentem recipiat.

De lapide nondum confirmato.

Lapis antequam confirmetur per sola diuretica resolvitur et patiens curatur. Si ergo arenulae in urina frequenter appareant, signum quod lapis nondum est confirmatus. Patiens ergo utatur laudabili dieta in pane et carnibus; oleribus et vino bene diuretico utpote albo et claro amusco et quae faecem habeant abstineat. Utatur patiens hoc pulvere: ℞ semen foeniculi, apii, petroselini, anisi, liquiritiae, cinnamomi, saxifragi, folia granatorum, seminis urticae. Isto pulvere patiens saepe utatur ante cibum et
post. Ad idem valet vinum saxifragatum. Si autem ali- 160[A]
quando sicut in talibus fieri solet, superveniat fortis accessio, ut urina denegetur et venter constipetur ex lapillo stante in collo vesicae, patiens multum torquetur, et nisi cito subveniatur, periclitatur. Tunc statim propter obstipationem fiat clystere, propter denegationem urinae herbae

diureticae sicut foenugraecum, petrosilinum, folia ebuli decoquantur in vino et in duplici sacculo calida cataplasmentur super pectinem et peritoneon, si opus fuerit iterum renoventur et non deponantur, donec lapillus praedictus cum urina exeat. Si autem tempore hiemali fuerit et praedictae herbae haberi non poterunt, idem fiat cum nasturtio aquatico, quod tam hieme quam aestate haberi potest.

De lapide jam confirmato.

Lapis quando confirmatus est, tantum per incisionem curatur, et sic ligentur pedes patientis ad collum proprium et immisso digito dextrae manus ducatur, sicut potest aptius, ad collum vesicae lapis et facta incisione super peritoneon et per collum vesicae quantum potest minori volnere existente lapis inde caute cum instrumento idoneo extrahatur, et sic dimittatur vulnus nec imponantur stuppae sed supraponantur ne impediant consolidationem quia per se consolidatur. Si autem valde magnus sit lapis, retrudatur ad fundum vesicae, quia periculosum esset tam largam facere incisionem, quod per eam extrahi posset tantus lapillus. Si enim extenderetur incisio usque ad tenuitionem (?) vesicae, vulnus non consolidaretur.

De stranguria et dysuria.

Contra stranguriam et dysuriam quae fit sine vitio lapidis, fiat incisio venae quae est intus sub talo. Ad idem fiant embrocae super pectinem, peritoneon de herbis decoctis in vino vel aqua sicut apio, petroselino, urtica et nasturtio de eisdem et olus si fiat cum carne laudabili comestum valet. Ad idem valet comedere nucleos cum aniso; valet etiam pulvis praedictus in capitulo de lapide non confirmato.

De his qui ignorantes lectos commingunt.

Qui ignorantes lectos commingunt et urinam non tenent, semen aneti et lactucae bibant.

De ulceratione virgae.

In virga virili quandoque fit ulceratio sub pellicula et est cum magno dolore et habet saniem, nisi subveniatur, convertitur in cancrum. Cura talis est: cantabrum decoquatur in aqua et coletur et ad illam colaturam ponatur modicum olei et calefiat in parva olla, et illa colatura sit parum plus quam tepida; patiens virgam suspendat et diu teneat et saepe repetat. Istud dolorem prorsus mitigat et locum mundificat et ulcerationem consolidat. Si autem differretur consolidatio, posset apponi lithargyrum vel plumbum ustum vel etiam pulvis rubeus.

De carne superflua sub pellicula virgae virilis vel in vulva.

Sub pellicula virgae virilis vel etiam in vulva juxta portam meatus urinalis excrescit caro superflua, quae in inferiori parte dilatatur, sed ubi membro adhaeret quasi filo adhaeret. Istius separatio sic fit: ubi caro se tenet, ligetur cum filo serico et stringatur et sic magis et magis donec omnino separetur. Si autem haec ligatura facta fuerit de filo corticis laureoli minoris citius defalcatur, quia virtutem incisivam habet.

De platillis i. e. pediculis circa vergam.

Circa virgam et vulvam in pectine scilicet et peritoneon platilli nascuntur, qui ita cuti inhaerent, quod ab ea separari non possunt. Sic autem removentur: in balneo, cum locus calefieri coeperit, superponatur psilotrum, ut pili removeantur, et post fricetur locus cum panno aurifabri, quo utitur fricando et tergendo metalla.

De fistulis prope anum.

Ex ulceratione prope anum saepe contingit locum infistulari. Haec fistula si non penetraverit ad concavitatem longaonis curetur cum unguento viridi sicut ceterae fistulae; si autem jam penetravit, quod cognoscitur in dicto patiente, quia pars ventositatis, quae per anum exire deberet, exit per fistulam, alius erit curationis modus. Cura autem haec est: digitus oleo vel alia pinguedine inunctus ano intromittatur et interim cum alia manu tasta per fistulam immittatur usque ad digitum qui est in ano, ut certificetur magister, si aliquid per fistulam immitti possit, quod exeat per foramen, et si haec, aliqua petia panni vel licinium per concavitatem fistulae et praedictum foramen transmittatur et ligetur circumcirca et sic dimittatur usque
160B in alium diem et tunc incidatur usque ad praedictum licinium et istud vulnus postea curetur ut cetera vulnera.

De beneficio haemorroydarum (l. c. p. 486).

Haemorroydae sunt rami cujuslibet venae quae pars*) in quibusdam grossus sanguis consuevit purgari et multus, cum per eas fit fluxus secundum quod oportet, purgatio talis fit causa salubris; praeservatur enim multotiens a pessimis aegritudinibus. Hic fluxus, si intercipiatur ex aliqua causa contra consuetudinem, diversa genera aegritudinis inducit sicut maniam, melancholiam, hydropem et consimilia. Eodem modo si superfluat, quod immoderatus fuerit, supra hydropem inducit pallorem et defectum virium

*) wahrscheinlich Schreibfehler im Codex; vielleicht per eas zu lesen oder noch besser durch Umstellung der Worte per quas

et morbos inanitionis. Venae autem per quas praedictus fit fluxus, quaedam sunt interiores, quaedam exteriores. Per interiores magis fit fluxus sanguinis, per exteriores autem saniei et putredinis fit fluxus. Istae quandoque nihil emittunt sed ingrossantur et fiunt atrici, ficus, anum constringunt nec sine magno dolore.

De immoderato fluxu haemorroydarum sive interiorum sive exteriorum.

Si per venas interiores factus fuerit fluxus immoderatus, cura talis est: carbones ascensi recipiantur in olla vel patella et super eos ponantur soleae veteres et linei panni cum pice navali et hunc fumum patiens sedens in sella perforata per anum recipiat et pluries in die haec repetat. Ad idem fiat balneum particulare de canno pulverato (?), centinodio, cortice spinae nigrae, bedagar*) et consimilibus decoctis in aqua pluviali et generaliter quidquid valet ad retentionem menstruorum, valet etiam ad retentionem haemorroydarum fluxus et quidquid valet ad provocationem menstruorum valet etiam ad provocationem haemorroydarum. Item si fluxus fuerit per venas exteriores, superponatur emplastrum de vitreolo et calce viva cum stupa intincta in albumine ovi praecedente balneo particulari praedicto; valet etiam appositio ferri candentis ad capita venarum, a quibus talis est fluxus.

De haemorroydibus provocandis sive interioribus sive exterioribus.

Ad provocandas haemorroydes interiores fiat balneum de herbis calidis, sicut tapsus barbata, farina, pulejum,

*) richtiger wohl bedegar.

abrotanum, lavendula et consimilibus, et exeunti a balneo fiat apertio utriusque venae super genua parte interiori vel etiam de sophena exteriore. Item haemorroydes exteriores sic provocantur: praecedentibus subfumigationibus apponantur sanguissugae; quodsi non proficiat, aperiantur cum flebotomia.

De timore haemorroydarum.

Ad timorem et dolorem haemorroydarum folia tapsi barbati decoquantur in vino et calida loco apponantur; saepe autem renovari debet hoc cataplasma.

De excoriatione haemorroydarum.

Si simplex sit excoriatio in haemorroydibus exterioribus ex equitatura vel itinere, superponatur unguentum de lithargyro et unguentum album; si ab exterioribus, procuretur, ut venter continue sit mollis; scribula (= cybala!) enim excoriationem augmentant. Interim etiam consolidativa per os exhibeantur.

De exitu ani et dolore ejus.

Ad exitum ani calefiat ad ignem apostolum*) quo calefacto tangatur podex et statim redit, quod fiat ter vel pluries quotiens exit, deinde balneetur patiens in aqua decoctionis peritariae, foliorum ficus et porrorum.

De venis incidendis et sanguine minuendo.

Suere, incidere et coquere (?) ad officium spectat cyrurgicorum. De suturis autem variis quae fiunt in vulneribus dictum est; ad praesens vero de incisione venarum

---

*) gemeint ist wohl unguent. apostol.

et arteriarum, per quam multa corpori conferuntur remedia,
compendiose dicendum est, et primo de venis quae in-
ciduntur propter passiones et querelas capitis: Propter
passiones ergo capitis et colli generaliter inciditur cepha-
lica dextra vel sinistra brachii. Propter dolorem occipitii
specialiter inciditur vena recta, quae est in fronte. Propter
dolorem frontis inciditur vena inter duo supercilia vel
super acumen nasi. Propter maniam et melancholiam
et inveteratas passiones oculorum inciduntur venae or-
ganicae in collo. Propter inveteratum fluxum oculorum
et humorum ad oculos per venas exteriores fit incisio
ex transverso omnium venarum et arteriarum quae sunt
in fronte usque ad os et ab una aure usque ad aliam
et statim sequatur ferrum candens. Propter dolorem tim-
porum et oculorum inciduntur duae venae retro aures.
Propter reuma gingivarum et vitia auris seu dentium inci-
duntur*). In carne super craneum fiunt ruptoria retro 161[A]
aures inferius usque ad humeros. Propter passiones oris,
gingivarum et faucium fiunt ruptoria sub mento. Propter
passiones spatularum et paralysim, dormitionem in digitis
super ipsa brachia hinc inde fiant ruptoria et quandoque
per medium musculorum et lacertorum. Propter paralysim
alicujus lateris fiant in latere ruptoria ab eo quod est sub
brachio usque ad renes. Propter dormitionem, quae fit in
tibiis et pedibus et timorem paralysis sub musculis et infra
tibias et extra**), et haec omnia ruptoria probata sunt.

---

*) Hier beginnt die bereits in der Einleitung angedeutete grosse Lücke, wo der Schreiber des Codex mitten aus einem Kapitel des 4. Buches unter Weglassung des letzten Kapitels des 4. und der Inhaltsübersicht und zahlreicher Kapitel des 5. Buches sofort in dieses hineingerathen ist.

**) Diese Stelle ist wohl gleichfalls lückenhaft.

De casu ignis.

Ad casum ignis cum praecessit combustio, reuma per ignem vel aquam ferventem: cura haec est: primo fiat subfumigatio de vino calido circa locum patientem ad extractionem ignearum fumositatum; postea ungatur de oleo quod fit de vitellis ovorum vel oleo quod fit de granis tritici. Ad idem lac spissum cum sanguine bene incorporato et ex hoc locus ungatur. Ad idem valet: suber tiliae recens ponatur in aqua frigida et cum modicum ibi morabitur, generabitur quaedam muscillago circa suber; hoc inter digitos deponatur et inde locus combustus liniatur; post casum autem ignis loco cutis induatur, et ad hoc valet unguentum album, unguentum lithargyri et pulvis quilibet consolidativus.

De pustulis et ulceratione.

Quandoque contingit tumor in tibia cum ulceratione et pustulis saniosis. Cura cujus talis est: stercus columbinum cum aceto malaxetur et panno inducatur et circa tibiam cataplasmetur, et si necesse sit repetatur, donec tota sanies extrahatur et crus detumescat; postea membrum lavetur cum colatura furfuris et si rupturae ibi sint consolidentur cum unguento quod fit de oleo nucis, sulphure et thure vel praedictis unguentis. —

De cancris et fistulis.

In cancris et fistulis tibiae nec incisionibus neque ustionibus sed solum corrosivis insistendum est. Facta autem sufficienter corrosione quae fit per salem simplicem vel aliud consimile superponatur emplastrum quod fit de farina triticea, succo apii et melle ad putrefactionem carnis corruptae, ut de facili removeri valeat et post hoc locus consolidetur.

De spasmo.

Spasmus superveniens vulneri ex nimio fluxu sanguinis incurabilis est et maxime si plura quam unum occupat membra, quia si unum tantum utpote partem pedis, non ex necessitate mortale est, et iste spasmus ex inanitione est.

De spasmo ex repletione.

Spasmus repletionis puncturae nervi vel musculi superveniens si usque ad originem nervorum condescenderit ita quod collum versus anteriora vel posteriora contraxerit, eodem modo incurabilis est sicut ex inanitione. Si autem nondum ascendit ad originem nervorum et fuerit in alia parte corporis utatur aqua decoctionis salviae et lavendulae et zuccarae. Si autem non febricitet, addatur castrum sanamundum, lilifagus et decoquatur in vino. Fiat etiam emplastrum de furfure decocto in vino et oleo vel alio de baccis lauri, ruta, cimino, vino et oleo, unguentum etiam quod magister R.*) posuit, magister Wilhelmus satis commendavit in hoc eodem spasmo ex repletione.

De malo mortuo.

Malum mortuum difficilis curationis est, peroptime tamen curatur si circa ipsum procedatur sicut oportet. Cura autem haec est: praecedente purgatione velut opiatae (?) exhibitione et flebotomia de vena hepatica et

*) bedeutet wohl unzweifelhaft Roger; vgl. l. c. p. 493 cap. XV.

stuphis de herbis calidis et desiccativis procedatur ad localia; fiat ergo inunctio de lithargyro, aceto et oleo, vel fiat unguentum de succo radicis affodilli, bryoniae, foliorum chelidoniae cum lithargyro, aceto et oleo. Si his non profeceris, inungatur tota tibia unguento viridis aeris et postea
161B induatur ocrea de aluta et servetur crus bene calidum. In hoc in die faciat bis donec caro corrodatur et postea apponantur cicatrizantia. Ad idem valet unguentum quod praedictum est in prima particula de morphea inveterata in ultimo capitulo. Si omnia haec non profecerint fiat extractio glandularum sicut etiam supra docetur in capitulo de scrophulis.

De ranculo.

Ad ranculum tale fit unguentum: ℞ solatri sempervivi vermicularis, umbilici Veneris, polatastrum (?) lignum foliorum et radicum apii, betoniae. Omnes herbae jam dictae colligantur antequam sol intret cancrum et simul pistentur cum axungia porcina recente et simul dimittantur in vase per 4 vel 5 dies, ut simul incorporentur bene et tunc cum optimo vino bene decoquantur; in fine autem ponatur modicum cerae albae et post exprimatur totum inter duos baculos super aquam. Hoc unguento locus inungatur.

De lupo in tibia.

Contra lupum in tibia cura talis est: accipe farinam hordei et mel et agita fortiter cum virga toruli et pone ad ignem in olla rudi et dimitte quousque comburatur; post pulveriza subtilissime; deinde ulcus cum urina patientis lavetur et desiccetur cum panno vetustate rarefacto et tunc apponas praedictum pulverem ad locum passionis et ita facias donec perfecta fiat sanatio quod cognoscitur per purpureum colorem carnis et per effusionem guttae sanguineae. Hoc autem cognito accipe carpiam et intinge in vino albo et puro exprimens superpone loco, quia istud carnem mortuam si invenerit corrodit et praeservat a recidivatione; ultimo ponantur consolidativa et bonae carnis regenerativa sicut pulvis rosarum vel fabarum vel thuris, masticis et consimilia.

De ruptura cruris.

De vulnere carnis tibiae vel punctura nervi ipsius seu musculi tam cum fractura ossis quam etiam sine fractura ejusdem idem intelligi volumus quod de procuratione vulneris, puncturae vel fractione brachii nos superius dixisse meminimus.

De tumore et dolore pedis.

In nodo ubi pes conjungitur tibiae fit tumor et dolor acutus ex causa calida. Ad mitigationem ergo talis symptomatis apponantur loco linei panni vel stuphae infusae in vitellum ovorum et cum calefacti fuerint et insiccati iterum renoventur, et ita saepe fiat: multum prodest, et si non contra aegritudinem, tamen valet contra symptomata aegritudinis.

De dislocatione pedis.

Quandoque ipsius pedis fit dislocatio et tunc pes versus anteriora vel posteriora dextrorsum vel sinistrorsum evagatur. Cura talis est: a magistro pes fortiter distrahatur, quousque ad locum suum debitum revertatur et tunc superponantur stuphae infusae in albumine ovi et plagulis secundum indigentiam loci appositis prudenter ligetur.

De vulnere in pede.

Si fiat vulnus in calcaneo, statim cauterizari debet duplici vel triplici ferro, quia ille locus valde nervosus est. Si autem fiat ibi fistula et os ejus sit strictum, elargetur et si aliquid de osse sit corruptum, removeatur, deinde fiat sicut supradictum est.

De fissura pedum.

Aliquando pedes hinc inde finduntur ex grossis et siccis humoribus. Cura cujus talis est: fissurae pedis frequenter inungantur hoc unguento: ℞ axung. gall., anatis, anseris et porcelli lactantis, butyrum, oleum violativum, ceram albam, pulv. dragaganth. et gummi arab., terenda terantur et resolvenda resolvantur et ex his unguentum conficiatur. Hoc unguentum valet fissurae pedum, manuum et in tussi ex siccitate et etiam valet contra sitim tympanitidis, si pectus et venter eorum inungatur. Ad idem valet medulla bovina resoluta in oleo violaceo et cera alba.

De sudore pedum.

Contra sudorem pedum valet ipsos subtus in balneo et extra balneum saepe fricare cum pulvere lithargyri.

De digitis pedum.

Si dislocatio evenerit digitis pedum, per distractionem reducantur dislocata ad suam juncturam debitam sicut in aliis dislocationibus dictum est.

Contra spinam.

162A Ad spinam extrahendam de digitis pedum blitis (?) decoquatur et calida loco superponatur. Item semen diptani et coagulum leporis simul terantur et sic loco superponatur.

De serpigine et impetigine.

Contra serpiginem et impetiginem gummi prunorum temperetur in aceto per noctem et inde fricetur locus.

Contra sclyrosim.

℞ radicis malvarum, altheae, seminis lini foenugraeci, herbae melliloti, brancae ursinae si haberi poterit āā in ampullum unum contusa in aqua decoquantur, eidem decoctioni intingatur spongia marina vel pannus lineus et loco scleraticato cum temperato calore apponatur tenendo per competentem moram; post hoc idem locus cum panno lineo sicco desiccetur, loco indurato et desiccato inungatur durities cum dyalthea. Post inunctionem superponatur tale emplastrum: ℞ bdellii armoniaci galbani āā unc. 1, quae cum oleo de lilio mollificentur, deinde mucillago foenugraeci seminis lini quae ejusdem sunt quantitatis cujus sint praedicta tria, addatur cum ficubus pinguibus quantitate quae sufficiat ad faciendum emplastrum; ista fiant omni die ad minus 12 diebus; habent enim mollificare sclyrosim. Post hoc ℞ camomillam, pulejum, sticados utriusque, rorem marin. et consimiles herbas resolutivas, quae decoquantur in vino et aqua aequali mensura, et spongia vel panno intincto fomentetur locus ut prius, quo desiccato ut prius inungatur locus cum oleo laurino nardino et oleo camomillae aequaliter mixtis; post inunctionem superponatur tale emplastrum: ℞ foliorum rutae unc. 1, mentastri, . succi viter. (?) āā dr. 4, stercoris caprini dr. 6, armoniaci dr. 10; armoniacum in veteri vino dissolvatur, ex quo cum melle bene cocto quantum sufficit, fiat emplastrum. Haec habent solvere duritiem. Expediret ei tamen, quod caput ejus cum aliquibus pilulis simplicibus post pascha ad 8 vel 6 sellas purgaretur, utpote cum hierapicron vel pilulis aureis, et post purgationem singulis septimanis reciperet auream alexandrinam eundo dormitum ad quantitatem avellanae, et si tempus fuerit calidum, addatur tertia pars rubeae trociscatae vel requiei magnae et hoc faceret cum decoctione olibani; hoc enim impediret fluxus humorum ad locum induratum.

Berichtigungen.

Seite 6 Zeile 10 v. o. ist die falsche Schreibweise Sallicetọ statt Saliceto wörtlich aus dem dort citirten Katalog entlehnt.

- 7 - 8 v. u. bis Seite 8 Zeile 3 v. o. ist als nicht zum Citat gehörig zu streichen.
- 22 - 3 v. o. lies: est.
- 23 - 8 v. u. ist per an Stelle von pro zu setzen (Schreibfehler im Codex!).
- 28 - 6 und 6 v. o. lies: candente.
- 29 - 11 und 12 v. o. ist mi-sceatur zu trennen.

FSC
www.fsc.org
MIX
Papier | Fördert
gute Waldnutzung
FSC® C083411

Zeitfracht Medien GmbH
Ferdinand-Jühlke-Straße 7
99095 Erfurt, Deutschland
produktsicherheit@kolibri360.de